포켓
의약품
인덱스

저자 **최병철**

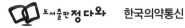 도서출판 **정다와**   한국의약통신

안내의 글

본 인덱스는 현재 국내에서 시판되는 약제 중 전문의약품을 위주로 성분명 및 제품명을 계통별, 기전별로 분류 및 정리하여 수록하였습니다.

하지만 모든 약제를 본 인덱스에 포함시키지 못했고 많은 제품명 중 임의로 한가지 제품명만 선정한 점에 대해 양해하여 주시기 바랍니다.

감사합니다.

목차

01 심혈관계통약물

■ **알파-2 교감신경효능제 (Alpha-2 adrenergic agonist)**
　　Moxonidine (목소딘 정, 일양)

■ **알파-교감신경차단제 (Alpha-adrenergic blocking agents)**
　　Phenoxybenzamine (디베닐린 , 희귀약품센터) : 크롬친화
　　세포종
　　Phentolamine (펜톨민 주, 이연)

■ **알파-1 교감신경차단제 (Alpha-1 adrenergic blocking agents)**
　　Doxazosin (카두라 XL정, 화이자)
　　Prazosin (영일 프라조신 정, 영일)
　　Terazosin (하이트린 정, 일양)

■ **알파, 베타교감신경효능제 (Alpha, beta-adrenergic agonist)**
　　Epinephrine (보스민 액, 제일)

■ **베타 교감신경효능제 (Beta-adrenergic agonists)**
　　Isoproterenol (이소프렐 주, 화이자)

■ **베타-1 교감신경효능제 (Beta-1 adrenergic agonists)**
　　Dopamine (트로핀 주, 한림)
　　Dobutamine (도부란 주, 유나이티드)
　　Denopamine (카도파민 정, 씨제이헬스케어)

■ **베타-교감신경차단제 (Beta-adrenergic blocking agents)**
◈ 베타-교감신경 비선택적차단제 (Beta-nonselective adrenergic blocking agents)
　　Carteolol (미케란 정, 오츠카)
　　Nadolol (나도가드 정, 콜마)
　　Propranolol (인데놀 정. 동광)

◈ 선택적 베타-1 교감신경차단제 (Selective beta-1 adrenergic blocking agents)

       Atenolol (테놀민 정, 현대)
       Betaxolol (켈론 정, 부광)
       Bisoprolol (콩코르 정, 머크)
       Celiprolol (셀렉톨 정, 한독)
       Metoprolol (베타록 정, 아스트라제네카)

〈복합제제〉
Beta blocker + Diuretics

       디에이스 정 (암보젠, bisoprolol + HCTZ)
       베타자이드 정 (아스트라제네카, metoprolol + HCTZ)
       테노레틱 정 (현대, atenolol + chlorthalidone)

■ 알파, 베타-교감신경차단제 (Alpha, beta-adrenergic blocking agents)

       Amosulalol (라우간 정, 아스텔라스)
       Arotinolol (알말 정, 씨제이헬스케어)
       Carvedilol (딜라트렌 정, 종근당)
       Labetalol (라베신 주, 명문)

■ 알파, 베타-교감신경 및 칼슘채널차단제 (Alpha, beta-adrenergic and calcium channel blocking agents)

       Bevantolol (칼반 정, 엘지화학)

■ 베타-교감신경 및 NO 생성 혈관확장제 (Beta-adrenergic blocking agent and nitric oxide vasodilator)

       Nebivolol (네비레트 정, 메나리니)

이뇨제 Diuretics

■ 탄산탈수효소저해제 (Carbonic anhydrase inhibitor)

       Acetazolamide (아세타졸 정, 한림, 졸라딘 주, 비씨월드)

■ 치아자이드이뇨제 (Thiazide diuretics)

       Chlorthalidone (하이그로톤 정, 한림)
       Hydrochlorothiazide (다이크로짇 정, 유한)
       Indapamide (후루덱스 서방정, 세르비에)
       Metolazone (메톨라진 정. 서울)

Xipamide (부광 디유렉산 정, 부광)

■ **강력이뇨제 (Loop diuretics or potent diuretics)**
Azosemide (유레틴 정, 삼진)
Furosemide (라식스 정, 한독)
Torasemide (토렘 정, 주, 메나리니)

■ **칼륨보습이뇨제 (K–sparing diuretics)**
Amiloride (아미로 정, 건일)
Spironolactone (알닥톤 필름코팅정, 화이자) : aldosterone
길항제
Triamterene (한성 트리암테렌 정, 한성)

■ **삼투압이뇨제(Osmotic diuretics)**
Manitol (만니톨 주, 대한)

■ **기 타**
Cicletanine (텐스타텐 캡슐, 대웅)

레닌 차단제 Renin Blocker
Aliskiren (라실레즈 정, 노바티스)

강심제 Cardiatonics, Cardiac Drugs
■ **Na, K–ATPase저해제(Na,K–ATPase inhibitor)**
Digoxin (디고신 정, 씨제이 헬스케어/아주 디곡신 주, 아주/
소아용 카데프 엘릭서, 한림)

■ **c–AMP 포스포디에스테라제 저해제 (c–AMP phosphodiesterase inhibitors)**
Amrinone (암논 주, 이연)
Milrinone (프리마코 주, 사노피아벤티스)

■ **기 타**
Adenosine triphosphate disod. (에이티피 장용정, 제일)
Benzoyl aconine (아코바 정, 조아)

항협심증약 Antianginal Agents

■ **속효성 (Immediate-acting)**
Isosorbide dinitrate (이소켓 스프레이, 주, 경풍)
Nitroglycerin in lactose (명문 니트로글리세린 설하정, 명문)
Nitroglycerin (니트로링구알 스프레이, 링구알 주, 유니팜)

■ **지속형 (Sustained-acting)**
Isosorbide dinitrate (이소켓 서방정, 서방캡슐, 경풍)
Isosorbide-5-mononitrate (엘로톤 서방캡슐, 정, 현대)
Nitroglycerin (앤지덤 패취, 한독)

■ **칼륨채널개방제 (K+ channel openers)**
◈ 유기질산염 (Organic nitrate)
Molsidomine (몰시톤 정, 경풍)

◈ NO 제공 (Nitric oxide donor)
Nicorandil (시그마트 정, 주, JW중외)

■ **항산화제 (Antioxidant)**
Trimetazidine (바스티난 정, 엠알정, 세르비에)

■ **If channel blocker**
Ivabradine (프로코라란 정, 세르비에) : 만성 안정형 협심
증, 만성 심부전

■ **기 타**
Dilazep (코멜리안 정, 부광)

칼슘채널차단제 Calcium Channel Blockers, CCBs

◈ 혈관평활근에 작용 (Acting on smooth muscle of vessel)
Amlodipine (노바스크 정, 구강붕해정, 화이자)
Barnidipine (올데카 캡슐, 아스텔라스)
Benidipine (코니엘 정, 명인)
Cilnidipine (시나롱 정, 보령)
Efonidipine (핀테 정, 녹십자)
Felodipine (무노발 정, 한독)
Isradipine (다이나써크 서방캡슐, 노바티스)

Lacidipine(박사르 정, 글락소스미스클라인)
Lercanidipine (자니딥 정, 엘지화학)
Manidipine (마디핀 정, 다케다)
Nicardipine (페르디핀 정, 서방캡슐, 주, 동아에스티)
Nifedipine (아달라트 연질캡슐, 오로스 정, 바이엘코리아)
Nimodipine (니모디핀 정, 주, 삼진)
Nisoldipine (씨스코 이알 서방정, 현대)

〈복합제제〉
CCB + ARB
듀카브 정 (보령, amlodipine + fimasartan)
레바캄 정 (엘지화학, lercanidipine + valsartan)
세비카 정, 에이치씨티 정 (대웅, amlodipine + olmesartan)
아모잘탄 정 (한미, amlodipine + losartan)
엑스포지 정 (노바티스, amlodipine + valsartan)
트리아핀 정 (한독, felodipine + ramipril)
CCB + statin
듀스틴 정(삼진, amlodipine + atorvastatin)
CCB + beta blocker
로지맥스 서방정 (아스트라제네카, felodipine + metoprolol)

◈ 심장전도에 작용 (Acting on cardiac muscle)
Verapamil (이숲틴 정, 서방정, 주, 일성)

◈ 기 타
Diltiazem (헤르벤 서방캡슐, 서방정, 주, 씨제이헬스케어)

안지오텐신전환효소저해제 Angiotensin Converting Enzyme Inhibitors, ACEIs

Alacepril (세타프릴 정, 부광)
Benazepril (시바쎈 정, 노바티스)
Captopril (카프릴 정, 보령)
Cilazapril (인히베이스 정, 제일)
Enalapril (레닐프릴 정, JW중외)
Fosinopril (포시릴 정, 유한)
Imidapril (타나트릴 정, 동아에스티)
Lisinopril (제스트릴 정, 현대)
Perindopril (아서틸 정, 세르비에)

> Quinapril (아큐프릴 정, 화이자)
> Ramipril (트리테이스 정, 한독)
> Temocapril (에이스콜정, 엘지화학)
> Zofenopril (조페닐 정, 메나리니)

〈복합제제〉

ACEI + Hydrochlorothiazide (HCTZ)

> 듀오프릴 정 (크리스탈생명과학, enalapril + HCTZ)
> 아서틸 플러스 아르기닌 정 (세르비에, perindopril arginine + indapamide)
> 캅토시드 정 (유니온, captopril + HCTZ)

안지오텐신 II 수용체차단제 Angiotensin II Receptor Blockers, ARBs

> Azilsartan (이달비 정, 다케다)
> Candesartan (아타간 정, 아스트라제네카)
> Eprosartan (테베텐 정, 한독)
> Irbesartan (아프로벨 정, 사노피아벤티스)
> Fimasartan (카나브 정, 보령)
> Losartan (코자 정, 엠에스디)
> Olmesartan (올메텍 정, 대웅)
> Telmisartan (프리토 정, 글락소스미스클라인)
> Valsartan (디오반 필름코팅정, 노바티스)

〈복합제제〉

ARB + Hydrochlorothiazide(HCTZ)

> 아타칸 플러스 정 (아스트라제네카, candesartan + HCTZ)
> 라코르 정 (동화, fimasartan + HCTZ)
> 미카르디스 플러스 정 (베링거인겔하임, telmisartan + HCTZ)
> 프리토 플러스 정 (글락소스미스클라인, telmisartan + HCTZ)
> 테베텐 플러스 정 (한독, eprosartan + HCTZ)
> 코디오반 정 (노바티스, valsartan + HCTZ)
> 코아프로벨 정 (사노피아벤티스, irbesartan + HCTZ)
> 코자플러스 정 (엠에스디, losartan + HCTZ)

ARB + CCB

> 트윈스타 정 (베링거인겔하임, telmisartan + amlodipine)
> 텔미누보 정 (종근당, telmisartan + s-amlodipine)

듀카브 정 (보령, fimasartan + amodipine)

ARB + Statin
듀오웰 정 (유한, telmisartan + rosuvastatin)
로바티탄 정 (머크, valsartan + rosuvastatin)
로벨리토 정 (사노피아벤티스, irbesartan + atorvastatin)
리바로 브이 정 (JW중외, valsartan + pitavastatin)
올로스타 정 (대웅, olmesartan + rosuvastatin)
투베로 정 (보령, fimasartan + rosuvastatin)

Angiotensin Receptor Neprilysin Inhibitor, ARNI
엔트레스토 필름코팅정 (노바티스, sacubitril + valsartan)

혈관수축제 Vasoconstrictors
Amezinium metilsulfate (리스믹 정, 삼아)
Epinephrine (대한 에피네프린 주, 대한)
Midodrine (미드론 정, 명문)
Norepinephrine (노르아드레나린 주, 제이텍바이오젠)
Phenylehrine (하나염산 페닐에프린 주, 1%, 하나)

항부정맥제 Antiarrhythmics
■ Class I
◈ IB
Fosphenytoin (쎄레빅스 주, 한림)
Lidocain (리도카인 주사액, 제일)
Mexiletine (멕실 캡슐, 코러스)
Phenytoin (페니토인 캡슐, 주, 부광)

◈ IC
Flecainide (탬보코 정, 중외)
Pilsicainide (썬리듬 캡슐, 다이이찌산쿄)
Propafenone (리트모놈 정, 일성)

■ Class II
Esmolol (브레비블록 주, 제일)
Propranolol (인데랄 엘에이 캡슐, 주, 대웅)

■ **Class III**
  Amiodarone (코다론 정, 주, 사노피아벤티스)
  Dronedarone (멀텍 정, 사노피아벤티스)
  Sotalol (렌티블록 정, 경풍)

■ **Class IV**
  Verapamil (이솝틴 정, 서방정, 주, 일성)

■ **미분류 (Unclassified)**
  Adenosine (아데노코 주, 사노피아벤티스)

고지혈증치료제 Antihyperlipidemic Agents

■ **고콜레스테롤혈증치료제 (Agents for hypercholesterolemia)**

◆ **담즙산결합수지 (Bile acid sequestrants)**
  Cholestyramine resin (퀘스트란 현탁용 산, 보령)

◆ **콜레스테롤 흡수저해제 (Inhibitor for absorption fo choelsterol)**
  Ezetimibe (이지트롤 정, 엠에스디)
  로수젯 정 (한미, ezetimibe + rosuvastatin)
  바이토린 정 (종근당, ezetimibe + simavastatin)
  아토젯 정 (엠에스디, ezetimibe + atorvastatin)

◆ **HMG CoA 환원효소억제제 (HMG CoA reductase inhibitors)**
  Atorvastatin (리피토 정, 화이자 / 제일)
  Fluvastatin (레스콜 엑스엘 서방정, 노바티스)
  Lovastatin (메버스틴 정, JW중외)
  Pitavastatin (리바로 정, JW중외)
  Pravastatin (씨제이 메바로친 정, 다이이찌산쿄 / 엘지화학)
  Rosuvastatin (크레스토 정, 아스트라제네카)
  Simvastatin (조코 정, 엠에스디)
  로수메가 캡슐 (건일, rosuvastatin + omega-3-acids
   ethyl ester)

◆ **단클론항체 (Monoclonal antibody) PCSK9 (Proprotein Convertase Subtilisin/Kexin Type 9) 억제제**
  Alirocumab (프랄런트 주, 사노피아벤티스)
  Evolocumab (레파타 주, 암젠)

◆ MTP (Microsomal triglyceride transport protein) 억제제
　　Lomitapide (적스타피드 캡슐, 사이넥스)

■ 고중성지방혈증치료제 (Agents for hypertriglyceridemia)
◆ 피브레이트류 (Fibrates) PPARα (peroxisome proliferator-
　activated receptor-alpha) 활성화제
　　Bezafibrate (베자립 정, 서방정, 종근당)
　　Ciprofibrate (리파놀 캡슐, 유유)
　　Fenofibrate (리피딜슈프라 정, 녹십자)
　　Gemfibrozil (로피드 캡슐, 제일)
　　콜립 정 (애보트, micronized fibrate + simavastatin)

◆ 불포화지방산 (Unsaturated fatty acids)
　　Omega-3-acids ethyl ester (오마코 연질캡슐, 건일)

■ 고지방형혈증치료제 (Agents for hyperlipidemia)
◆ 니코틴산계 (Nicotinic acid)
　　Acipimax (올베탐 캡슐, 일동)
　　Nicotinic acid (엑스립 서방정, 에스케이케미칼)

■ 기 타
　　Probucol (로렐코 정, 오츠카)
　　Ethyl linoleate (바란세프 연질캡슐, 영풍)
　　Sulodexide (베셀듀 연질캡슐, 아주)
　　리피클 연질캡슐 (알보젠, soysterol + V.E + panthethine)
　　콜레논 연질캡슐 (알보젠, oleum carthami + tocopherol +
　　pyridoxine)

혈관확장제 Vasodilators
■ 직접혈관확장제 (Direct vasodilators)
◆ 동맥혈관확장제 (Arterial vasodilators)
　　Cadralazine (카드라텐 정, 명인)
　　Hydralazine (삼진 염산히드랄라진 정, 주, 삼진)
　　Minoxidil (현대 미녹시딜 정, 현대)

◆ 동, 정맥혈관확장제(Artriovenous vasodilators)
　　Sod. nitroprusside (나이트로프레스 주, 지-리페)

■ **뇌혈관 확장제 (Cerebral vasodilators)**
◈ 세로토닌 길항제 (5HT-2 serotonin antagonist)
　　Nafronyl (나푸릴 캡슐, 한올)

◈ 비선택적 PDE 저해제 (Non-selective PDE inhibitor)
　　Ibudilast (케타스 캡슐, 한독)

◈ 칼슘채널차단제 CCB (Calcium channel blocker)
　　Nimodipine (삼진 니모디핀 정, 주, 삼진) : 지주막하 출혈
　　후 뇌혈관 경련에 의한 허혈성 신경장애 등

◈ 기 타
　　Citicoline (소마지나 정, 부광, 네오콜란 주, 명문)
　　Cytochrome C (세레티콤 정, 유영)
　　에다몬-에이 캡슐 (진양, eburnamonine + ascorbic acid)

■ **말초혈관확장제 (Peripheral vasodilators)**
◈ 키닌나제 활성화제 (Kallikrein-kinin activator)
　　Kallidinogenase (뉴본 정, 메디카코리아)

■ **뇌, 말초혈관확장제 (Cerebral & peripheral vasodilators)**
◈ 알파-1 차단제 (Alpha-1A adrenergic blocker)
　　Nicergoline (사미온 정, 주, 일동)

◈ 비선택적 PDE 저해제 (Nonselective phosphodiesterase inhibitor)
　　Pentoxifylline (트렌탈 정, 주, 한독)

◈ NMDA 수용체길항제 (NMDA receptor antagonist)
　　Ifenprodil (페로딜 정, 영풍)

◈ 기 타
　　Ginko biloba ext. (타나민 정, 주사, 액, 유유)
　　Nicametate (니엔 정, 영일)
　　Cinepazide (대웅 말레인산 시네파짓 주, 대웅)

기타 심혈관계통약물
　　Calcium dobesilate (독시움 정, 일성)

l-Carnitine (엘칸 정, 츄정, 주, 액, 일동)

Chromocarb diethylamine (후루다랜 캡슐, 삼일)

Disodium adenosine triphosphate (에이.티.피 장용정, 제
일)

Purified and micronized flavonoid fraction (베니톨 정,
광동)

Ubidecarenone (데카키논 캡슐, 에스케이헬스케어)

Vitis vinifera ext. (엔테론 정, 한림)

02 혈액계통약물

빈혈 치료 Treatment of Anemia

■ 철분제제 (Iron preparations)

◆ 경구용

Carbonyl iron (헤모골드-에프 정, 안국)

Chondroitin sulfate iron complex (페리콘 캡슐, 아주)

Ferric hydroxide-polymaltose complex (훼럼 플러스 정, 키드 액, JW중외)

Ferritinic iron (훼마틴 캡슐, 에이 시럽, 키드 액, 조아)

Ferrous sulfate dried (훼로바-유 서방정, 프리미엄 캡슐, 부광)

Iron acetyl-transferrin hydroglycerin (볼그레 캡슐, 액, 종근당)

Iron protein succinylate (헤모큐 캡슐, 플러스 캡슐, 츄어블 정, 대웅)

Sodium feredetate (페로마 캡슐, 액, 광동)

◆ 주사용

Ferric hydroxide sucrose complex (베노훼럼 주, JW중외)

■ 엽산제제 (Folic acid preparation)

Folic acid (폴린 정, 유나이티드)

■ 적혈구생성홀몬 (Erythropoietic hormones)

Darbepoetin-alfa (네스프 프리필드시린지 주, 쿄아하코기린)

Erythropoietin (에스포젠 프리필드 주, 엘지화학)

Methoxypolyethyleneglycol-epoetin beta (미쎄라 프리필드 주, 로슈)

Recombinant human erythropoietin (리코몬 주, JW중외)

■ 복합제제

다이나비 정 (동아에스티, iron fumarate + ferrous gluconate + folic acid + ascorbic acid)

산타몬 플러스 캡슐, 액 (고려, sod. ferric gluconate + cyanocobalamine + folic acid + pyridoxine)

헤모콘틴 서방정 (현대 / 먼디파마, ferrous glycine sulfate
+ cobamide + folic acid + pyridoxine)

훼럼포라 정 (JW중외, ferric hydroxide-polymaltose
complex + folic acid)

훼럼플러스 정 (JW중외, ferric hydroxide-polymaltose
complex + folic acid + pyridoxine)

■ 기 타
Deferasirox (엑스자이드 필름코팅 정, 확산정, 노바티스) :
수혈의존성 헤모시데린 침착증 치료
Desferrioxamine mesylate (데스훼랄 주, 노바티스) : 급성
철분중독 등

혈액응고와 관련된 약물 Drugs Related to Blood Coagulation
■ 항혈소판응집방지제 (Antiplatelet drugs)
◈ COX-2 저해제 (Cyclooxygenase inhibitors)
Aspirin (아스피린 프로텍트 100 장용정, 바이엘)
Indobufene (이부스트린 정, 일동)
Triflusal (디스그렌 캡슐, 명인)

◈ ADP 수용체저해제 (Adenosine diphosphate receptor inhibitors)
• Tienopyridies
Clopidogrel (플라빅스 정, 사노피아벤티스)
Prasugrel (에피언트 정, 다이이찌산쿄)
Ticlopidine (티클로돈 정, 사노피아벤티스)
플라빅스 에이 정 (사노피아벤티스, clopidogrel + aspirin)

• Nucleoside (cyclopentane ring) analog
Ticagrelor (브릴린타 정, 아스트라제네카)

◈ GP lib/llla 수용체저해제 (Glycoprotein lib/llla receptor inhibitors)
Abciximab (리오프로 주, 릴리)
Tirofiban (아그라스타트 주, 한독)

◈ 프로스타글란딘 관련약물 (Drugs related to prostaglandins)
• PDE-3 저해제 (Phosphodiesterase-3 inhibitor)
Cilostazole (프레탈 정, 오츠카)

- PDE-4 저해제 (Phosphodiesterase-4 inhibitor)
    Pentoxifylline (트렌탈 정, 한독)

- 합성 프로스타사이클린유사체 (Synthetic analogue of prostacyclin)
    Beraprost (베라실 정, 아스텔라스)
    Limaprost (오팔몬 정, 동아에스티)

◈ 세로토닌-2 수용체저해제 (Serotonin-2 receptor inhibitor)
    Sarpogrelate (안플라그 정, 유한)

■ 항응고제 (Anticoagulants)
◈ 비타민 K 길항제 (Vitamin K antagonists)
    Warfarin sodium (쿠마딘 정, 제일)

◈ 응고인자 Xa 저해제 (Factor Xa inhibitors)
- 헤파린 (Heparin)
    Heparin (헤파린 주, 녹십자)

- 저분자량 헤파린 (Low-molecular-weight heparin)
    Bemiparin (자이버 주, 일성)
    Dalteparin (프라그민 주, 화이자)
    Enoxaparin (크렉산 주, 사노피아벤티스)
    Nadroparin (후락시파린 주, 한독)
    Parnaparin (플룩섬 주, 대원)

- 헤파리노이드 (Heparinoid)
    Mesoglycan (메소칸 캡슐, 초당)
    Sulfomucopolysaccharide (아테로이드 연질캡슐, 알보젠)
    Sulodexide (아주 베셀 듀 에프 연질캡슐, 아주)

- 간접 응고인자 Xa 저해제 (Indirect factor Xa inhibitor)
    Fondaparinux (아릭스트라 주, 한독)

◈ 직접 트롬빈 저해제 (Direct thrombin linhibitor)
    Argatroban (노바스탄 주, 미쓰비시다나베)

◈ 트롬빈 III 저해제 (Thrombin III inhibitor)

　　건조 농축 사람 항트롬빈 III (freeze-dried concentrated
　　human antithrombin III, 안티트롬빈 III 주, 녹십자)

◈ Serine protease inhibitor

　　Gabexate mesylate (가벡실 주, 동국) : 범발성 혈관내 혈액
　　응고증 등
　　Nafamostat mesilate (주사용 후탄, 에스케이케미칼) : 파종
　　혈관내 응고증 (DIC)

◈ 기 타

　　Ozagrel (키산본 에스 주, JW중외) : 뇌혈전증에 수반하는 운
　　동장애의 개선 등
　　Protamine sulfate(한림 프로타민황산염 주, 한림) : 헤파린
　　과량투여시의 중화 등
　　씨.티.지 액 (뉴팜, anhydrous citric acid + glucose +
　　sodium citrate) : 저장혈액 응고방지

■ 새로운 경구항혈액응고제 New oral anticoagulants (NOACs)
　• 직접 응고인자 Xa 억제제 (Direct factor Xa inhibitors) -xaban
　　Apixaban (엘리퀴스 정, 화이자)
　　Edoxaban (릭시아나 정, 다이이찌산쿄 / 대웅)
　　Rivaroxaban (자렐토 정, 바이엘)

◈ 직접 트롬빈 저해제 (Direct thrombin inhibitors, DTIs)
　　Dabigatran (프로닥사 캡슐, 베링거인겔하임)

■ 혈전용해제 (Fibrinolytics)
◈ 유전자재조합 플라스미노젠 활성화제 (Recombinent tissue-type
plasminogen activators, rt-PAs)
　　Alteplase (액티라제 주, 베링거인겔하임)
　　Tenecteplase (메탈라제 주, 베링거인겔하임)

◈ 기 타

　　Streptokinase (케이나제 주, 경동)
　　Urokinase (녹십자 유로키나제 주, 녹십자)
　　Antithrombin III (녹십자 안티트롬빈 주, 녹십자)

■ 출혈방지제 (Antihemorrhagics)
◈ 지혈제 (Hemostatics)
- 혈관수축제
  Epinephrine (보스민 액, 제일)

- Vitamin K
  Phytonadione (비타민 케이 1 주, 대한)

- 응고인자 (Coagulation factor)
  Hemocoagulase (보트로파제 주, 한림)
  Human fibrinogen concentrate (그린플라스트 주, 녹십자)
  Thrombin (트롬빈 동결건조분말, 이연)

◈ 항혈전용해제 (Antifibrinolytics)
Para-aminomethylbenzoic acid (블리스탑 주, 한올)
Tranexamic acid (트라민 주, 뉴팜 / 도란사민 캡슐, 다이이
찌산쿄)

◈ 첩부형
Absorbable collagen hemostat (노바콜 패드, 큐어시스)
Oxidized regenerated cellulose (에큐탐프, 큐어시스)
Gelatin sponge (큐탄플라스트 스폰지 , 큐어시스)
Microfibrillar collagen (헬리텐, 두하메드)
티실 (다림, aprotinin + fibrinogen + thrombine + cal.
chloride)
헤모스태틱 메트릭스 (박스터, thrombin + cal. Chloride +
gelatin)

■ 혈우병치료제 (Anti-hemophilic agents)
◈ Factor VIII
- 혈장유래 응고인자
  Human coagulation factor VIII (그린에이트 에스디 주, 녹
  십자)

- 단클론항체 응고인자
  Human blood coagulation factor VIII (그린모노 주, 녹십
  자)

Human blood coagulation factor VIII (모노클레이트-피
주, 한독)

- 재조합 응고인자
  Berotocog alfa (그린진 주, 에프 주, 녹십자)
  Recombinant blood coagulation factor VIII (애드베이트
  주, 녹십자)
  Morotocog alfa (진타 주, 회이자)

◈ Factor IX
- 재조합 응고인자
  Human haemophilic factor IX complex (훽나인 주, 녹십
  자)
  Recombinant blood coagulation factor IX (베네픽스주, 화
  이자)
  Recombinant human coagulation factor IX (nonacog
  gamma, 릭수비스 주, 박스엘타)

- 재조합 응고인자 IX-FC 융합단백질 (Fusion protein)
  Eftrenonacog alfa (알프로릭스 주, 유씨비)

■ 항체 (Inhibitor)에 대한 치료
◈ 우회치료(Bypassing therapy)
- 재조합 VII 응고인자
  Recombinant factor VIIa (activated eptacog alfa, 노보세
  븐 알티 주, 노보노디스크)

- Activated prothrombin complex concentrate (aPCC)
  Anti-inhibitor coagulation complex (훼이바 주, 녹십자)

◈ 면역관용유도요법 (Immune tolerance induction) ITI
- 응고인자 VIII 결핍환자
  Human coagulation factor VIII (그린에이트, 녹십자)

- 폰 빌레브란트병(von Willebrand disease, vWD)
  Factor VIII (이뮤네이트 주, 적십자)

특발성혈소판감소성자반증 치료 Treatment of Idiopathic Thrombocytopenic Purpura (ITP)

◈ TPO (Thrombopoietin agonists
  - Small molecule
    Eltrombopag olamine (레볼레이드 정, 글락소스미스클라인)

  - Biologics
    Romiplostim (로미플레이트 주, 쿄와하코기린)

혈액대용제 Blood Supplementations

  Albumin (알부민 주, 녹십자)
  Pentastarch (펜타스판 주, 제일)
  볼루벤 주 (프레지우스, hydroxyethyl starch)
  씨제이 플라스마 솔로션 에이 주 (씨제이헬스케어, $MgCl_2$ + KCl + NaCl 등)

발작성야간헤모그로빈혈증 및 비정형용혈성요독증후군 (PNH and aHUS)

  Eculizumab (솔리리스 주, 한독)

03 호흡기계통약물

■ 기관지이완제 (Bronchodilators)

◆ 흡입용

- 흡입속효성 베타작용제. 흡입 SABA (Inhaled short-acting β 2-agonists
    Salbutamol (벤토린 네뷸, 에보할러, 흡입액, 글락소스미스 클라인) : 천식
    Procaterol (메프친 스윙헬러, 오츠카) : 천식

- 흡입지속성 베타작용제. 흡입 LABA (Inhaled long-acting β 2-agonist
    Indecaterol (온브리즈 흡입용 캡슐, 한독) : COPD

- 흡입속효성항콜린제 흡입SAMA (Inhaled short-acting muscarinic antagonist)
    Ipratropium (아트로벤트 흡입액 유디비, 베링거인겔하임) : 천식 / COPD

- 흡입지속성항콜린제 흡입LAMA (Inhaled long-acting muscarinic antagonist)
    Aclidinium (에클리라 제뉴에어 400, 대웅) : COPD
    Glycopyrronium (씨브리 흡입용캡슐, 노바티스)
    Tiotropium (스피리바 흡입용 캡슐, 스피리바 레스피맷, 베링거인겔하임) : 천식 / COPD
    Umeclidinium (인크루즈 엘립타, 글락소스미스클라인) : 천식

◆ 경구제

- 베타작용제 (β2-agonists) : 천식
    Bambuterol (밤백 정, 아스트라제네카)
    Fenoterol (베로텍 정, 베링거인겔하임)
    Formoterol (아토크 정, 건조시럽, 삼아)
    Terbutaline (베타투 정, 에이프로젠)

- 크산친유도체 (Xanthine derivatives) : 천식
  - Acebrophylline (설포라제 캡슐, 현대)
  - Acepifylline (브론탈 정, 영일)
  - Aminophylline (아스콘틴 서방정, 현대)
  - Bamifylline (트렌타딜 정, 삼천리)
  - Doxofylline (액시마 정, 부광)
  - Theophylline (데오크레 건조시럽, 캡슐, 알보젠 / 오스틴 서방캡슐, 보령)

◈ 패취제
- 베타작용제 (β2-agonists)
  - Tulobuterol (호쿠날린 패취, 애보트) : 천식 등

◈ 주사제
- 크산친유도체 (Xanthine derivatives)
  - Etofylline nicotinate (메조토피 주, 대한뉴팜) : 천식

■ 코티코스테리드제 (Corticosteroids)
◈ 흡입스테로이드제 ICSs (Inhaled corticosteroids)
- Budesonide(micronized) (풀미코트 레스퓰, 비액, 에어로솔, 터부헬러,아스트라 제네카) : 천식
- Ciclesonide (알베스코 흡입제, 에스케이케미칼) : 천식
- Fluticasone propionate (후릭소타이드 디스커스,흡입제, 글락소스미스클라인) : 천식

■ 흡입스테로이드제와 흡입지속성베타작용제 복합제 , ICS / LABA (Inhaled corticosteroid / Long-acting β2-agonist)
- Fluticasone / Salmeterol (세레타이드 디스커스 100, 250, 500, 에보할러 50, 125, 250, 글락소스미스클라인) : 천식
- Fluticasone / Salmeterol (세레타이드 디스커스 250, 글락소스미스클라인) : COPD
- Micronized budesonide / Formoterol (심비코트터부헬러 80/4.5, 160/4.5, 320/9, 아스트라제네카) : 천식
- Micronized budesonide / Formoterol (심비코트터부헬러 320/9, 아스트라제네카) : COPD
- Beclomethasone / Formoterol (포스터 100/6 에이치에프에이, 코오롱) : 천식 / COPD

Micronized fluticasone / Micronized vilanterol (렐바100 엘립타, 렐바200엘립타, 글락소스미스클라인) : 천식

Micronized fluticasone / Micronized vilanterol (렐바100 엘립타, 글락소스미스클라인) : COPD

■ **흡입스테로이드제와 흡입지속성베타작용제 복합제 , ICS / LABA (Inhaled corticosteroid / Long-acting β2-agonist)**

Aclidinium / Formoterol (듀어클리어 제뉴에어400/12, 대웅) : COPD

Glycopyrronium / Indacaterol (조터나 흡입용캡슐 110/50, 노바티스 / 유한) : COPD

Umeclidinium / Vilanterol (아노로 엘립타, 그락소스미스클라인) : COPD

Tiotropium / Olodaterol (바헬바 레스피맷, 베링거인겔하임) : COPD

■ **트롬복산생성효소저해제 (Thromboxane synthetase inhibitor)**

Ozagrel (도메난 정, JW중외) : 천식

■ **류코트리엔수용체 길항제 (Leukotrienene receptor antagonists, LTRAs) : 천식**

Montelukast (싱귤레어 츄정, 정, 엠에스디)

Pranlukast (오논 캡슐, 동아에스티)

Zafirlukast (아콜레이트 정, 아스트라제네카)

■ **항히스타민제 (Antihistamines) : 천식**

Azelastine (아젭틴 정, 부광)

Epinastine (알레지온 정, 베링거인겔하임)

Olopatadine (알레락 정, 대웅)

■ **항히스타민작용 + 비만세포안정화제 (Antihistaminic action + mast cell stabilizer) : 천식**

Ketotifen(자디텐 정, 노바티스)

Tranilast(리자벤 캡슐, JW중외)

■ **PDE-4 저해제 (Phosphodiesterase-IV inhibitor)**

Roflomilast (닥사스 정, 다케다) : COPD

■ **단클론항체 (Monoclonal antibody)**
　　　　Omalizumab (졸레어 주, 노바티스) : 알레르기성 천식
　　　　Mepolizumab (누칼라 주, 글락소스미스클라인) : 호산구성
　　　　천식

진해제 Antitussives

■ **중추성 진해제 (Centrally acting antitussives)**
◆ 마약성 (Narcotic)
　　　　Codeine phosphate (인산코데인 정, 대원)
　　　　코데농 정 (동광, dihydrocodeine + chlorpheniramine +
　　　　　methylephedrine 등)
　　　　코데나 에스 정 (유한, dihydrocodeine + chlorpheniraime
　　　　　+ guaifenesin 등)

◆ 비마약성 (Non-narcotic)
　　　　Benzonatate (지콜 캡슐, 동성)
　　　　Butamirate (지노콜 시럽, 동성)
　　　　Carbetapentane (코러스 카르펜탄 정, 코러스)

◆ 말초성 & 중추성진해제 (Peripherally & centrally acting
antitussives)
　　　　Benproperine (코프렐 정, 화이자)
　　　　Zipeprol (레스피렌 정, 시럽, 한화)

◆ 항히스타민작용 & 중추성 진해제 (Antihistaminic action & centrally
acting antitussives)
　　　　Levo-cloperastine fendizoate (프리비투스 현탁액, 대원)

■ **말초성 진해제 (Peripheral antitussives)**
　　　　Levodropropizine (레보투스 정, 시럽, 현대)
　　　　Oxolamine (페브론 시럽, 삼아)

■ **생약제제**
　　　　Ivy leaf ext. (푸로스판 시럽, 안국)
　　　　시네츄라 시럽 (안국, ivy leaf ext. + coptis rhizoma)
　　　　움카민 정, 시럽 (한화 / 유유, pelargonium sidoides +
　　　　　glycerin mixed solution)

■ 기타 복합제제

지미콜 액 (대웅, dextromethorphan + pseudoephedrine + guaifenesin)

토푸렉실 시럽 (근화, oxomemazine + guaifenesin + acetaminophen)

코푸시럽 에스시럽 (유한, dextromethorphan + methylephedrine + chlorpheniramine + ammonium chloride)

점액용해제 Mucolytics

■ 치올 함유 (Thiol containing)

Acetylcysteine (뮤코미스트 액, 보령/뮤테란 캡슐, 주, 한화)

S-carboxymethylcysteine (carbocisteine, 리나치올 캡슐, 시럽, 산, 현대)

L-carbosteinr (메프롤-씨 시럽, 일성)

Erdosteine (엘도스 캡슐, 대웅)

Letosteine (비스코졸 캡슐, 한화)

Mesna (미스타본 액, 유씨비 / 유로미텍산 주, 부광)

Methyl N,S-diacetyl-L-cysteinate (무코신일 정, 신일)

리나치올에이 캡슐 (현대, S-carboxymethylcysteine + sobrerol)

■ 브롬 함유(brom containing)

Ambroxol (뮤코펙트 정, 대웅 / 뮤코펙트 주, 베링거인겔하임)

Bromhexin (비졸본 정, 베링거 / 신풍 브롬헥신 주, 신풍)

■ OH기 함유 (Hydroxyl containing)

Sobrerol (소부날 캡슐, 진양)

■ Thioesteric 결합 (Thioesteric bond)

Thenothiola (론펙트 정, 삼진)

■ 생약제제

Myrtol (게리브론 300 장용성 연질캡슐, 뉴젠팜)

■ 기타

Neltenexine (알베오텐 정, 명인)

호흡촉진제 Reaspiratory Stimulants

Alglucosidase alfa (마니오자임 주, 명문)
Ambroxol (뮤코솔반 고농축 주, 베링거인겔하임)
Bovine lung ext. (뉴팩탄 주, 유한)
Caffeine sod. benzoate (라니카페 주, JW중외)
Calfactant (인파서프 주, 광동)
Doxapram (명문모프람 주, 명문)
Porcine lung ext. (큐로서프 주, 코오롱)
네오카프 액 (팜비오, sod. citrate + citric acid hydrate + caffeine)

폐동맥고혈압 Pulmonary Artery Hypertension (PAH)

■ ER 길항제 (Endothelin receptor antagonists, ERAs)
◈ ETA receptor 차단제
Ambrisentan (볼리브리스 정, 글락소스미스클라인)

◈ ETA & ETB receptor 차단제
Bosentan (트라클리어 정, 악텔리온 / 한독)
Macitentan (옵서미트 정, 악텔리온 / 한독)

■ 프로스타글란딘 유사제 [Prostaglandin (PGI2) analogs]
Iloprost (벤타비스 흡입액, 바이엘)
Treprostinil (레모둘린 주, 안트로젠)

■ 프로스타글란딘 수용체 효능제 (Prostacyline (IP) agonist
Selexipag (업트라비 정, 악텔리온)

■ Soluble Guanylate Cyclase (sGC) 활성화제
Riociguat (아뎀파스 정, 바이엘)

■ PDE-5 저해제 (Phosphodiesterase-5 inhibitor)
Sildenafil 20mg (파텐션 정, 한미)

특발성폐섬유증 치료 Treatment of Idiopathic Pulmonary Fibrosis (IPF)

Nintedanib (오페브 연질캡슐, 에자이)

Pirfenidone (피레스파 정, 일동) : down regulation of growth factora and procollagens I and II

급성 폐손상 치료 Treatment of Acute Respiratory Failure (ARF)

Sivelestat sodium hydrate (엘라스폴100주, 동아에스티) : human neutrophil elastase inhibitor

기타 호흡기계통약물

Hous-dust mite extract. (라이스 정, 신영로파마) : 집 먼지 진드기에 의한 알레르기 비염, 결막염 및 천식의 치료

Lyophillized bacterial lysinate (이스미젠 설하정, 슈미트헬스) : 만성호흡기질환 예방

Pidotimod (아디모드 액, 일성) : 세포매개성 면역증강을 통한 호흡기감염증

표준화된 동결건조 균체용해물 (standardized lyophilized bacterial lysinate of R. coli, 브롱코박솜 캡슐, 아주) : 만성 호흡기질환 등

04 소화기계통약물

소화제 Digestives

Alibendol (명문 알리벤돌 정, 명문)

Magnesium dimecrotate (가스디알 정, 일동)

Dihydroxydibutylether (가레오 액, 연질캡슐, 조아)

노루모에이 정 (일양, sod.bicarbonate 외)

다제스 캡슐 (한림, cellulase, diastase, 외)

베스자임 정 (동아에스티, pancrease 외)

베아제 정 (대웅, biodiastase 외)

아진탈 정 (일양, azintamide 외)

애니탈 삼중정 (안국, trimebutin 외)

제스탄 정 (종근당, dehydrocholic acid 외)

큐자임 정 (유한, biodiastase 외)

파자임95 이중정 (부광, pancreatin + simethicone)

판크론 정 (영진, pancreatin 외)

훼스탈플러스 정 (한독, cellulase AP3 외)

위장운동촉진제 Prokinetics

■ 도파민 및 세로토닌수용체 길항제 (Dopamine D2 receptor and 5-HT3 receptor antagonist)

Metoclopramide (맥페란 정, 주, 동화)

■ 도파민수용체 길항제 (Dopamine receptor antagonists)

Clebopride (크레보릴 정, 액, 보령)

Domperidone (모티리움 정, 얀센 / 맥시롱 액, 동아에스티)

Levosulpiride (레보프라이드 정, 에스케이케미칼)

Itopride (가나톤 정, JW중외)

크레보릴 에스 캡슐 (보령, clebopride + simethicone)

■ 세로토닌수용체 길항제 (Serotonin receptor antagonists)

Mosapride (가스모틴 정, 대웅)

■ 아세첼콜린수용체 효능제 (Acetylcholine receptor agonists)

Aclatonium (아크라톤 정, 일화)

■ **항콜린제 및 약한 아편 효능제 (Antimuscarinic and weak mu-opioid agonist)**

>Trimebutine maleate (포리부틴 정, 서방정, 건조시럽, 삼일)
>
>포리부틴 에프 연질캡슐 (삼일, trimebutine + simethicone + dehydrocholic acid + bromelain + pancreatin)

■ **생약제제**

제산제 Antacids

■ **나트륨염 (Sodium salts)**

>Sod. bicarbonate (니드비 산, 씨제이헬스케어)

■ **알루미늄염 (Aluminium salts)**

>Al. hydroxide (암포젤 정, 현탁액, 일동)
>
>Al. phosphate colloidal (겔포스 겔, 보령)
>
>Boehmite (al. oxide hydroxide, 듀란타 현탁액, 대웅)

■ **칼슘염 (Calcium salts)**

>Cal. carbonate (칸타시드 정, 남강)

■ **마그네슘염 (Magnesium salts)**

>Mag. hydroxide (마그밀 정, 현탁액, 삼남)
>
>Mag. oxide (산화마그네슘 정, 유나이티드)
>
>Diomagnite (mag oxide.hydroxide, 디오겔 현탁액, 녹십자)

■ **알루미늄염 + 나트륨염 (Aluminium + Sodium salts)**

>Basic al. sod. carbonate (바루나 정, 산, 현대)

■ **알루미늄염 + 마그네슘염 (Aluminium + Magnesium salts)**

>Almagate (hydrated al. mag. hydroxycarbonate, 알마겔 정, 유한)
>
>Al. mag. silicate (노이시린 에이, 정, 세립, 현탁액, 일양)
>
>Hydrotalcite (altacite, al. mag. carbonate hydroxid hydrate, 탈시드 산, 현탁액, 바이엘)
>
>Simaldrate (al. mag. silicopolyhydrate, 바리겐 정, 일양바이오팜)

■ 복합제제 (Combination)

가스피스 츄어블정 (일동, azulene + glutamine 등)

게루삼 정 (삼남, al. hydroxide + cal. Carbonate + mag. carbonate 등)

겔마 현탁액 (삼진, guaiazulene + dimethicone)

겔포스 엠 현탁액 (보령, al. phosphate colloidal + mag. oxide)

뉴마겐 정 (경남, scopolia ext. + sod. bicarbonate + mag. al. metasilicate)

뉴란타 투 액 (대웅, al. hydroxide + mag. oxide + chlorhexidine)

복합 탈시드츄어블 정 (바이엘, hydrotalcite 외)

베아겔 액 (대웅, aceglutamide al. + al. hydroxide 등)

암포젤 엠 현탁액 (일동, all. Hydroxide + mag. hydroxide)

위산분비억제제 Inhibitors for Gastric Acid Secretion

■ 히스타민 H2 길항제 (Histamine H2 antagonists)

Cimetidine (타가메트 정, 주, 유한)

Famotidine (가스터 정, 주, 동아에스티)

Lafutidine (스토가 정, 보령)

Nizatidine (액시드 캡슐, 릴리)

Ranitidine (잔탁 정, 주, 글락소스미스스클라인)

Roxatidine (록산 캡슐, 주, 한독)

복합파메딘 정 (현대, famotidine + antacids)

알비스 정 (대웅, ranitidine + sucralfate + tripotassium dicitrato bismuthate)

라니원 정 (일동, ranitidine + antacids)

파모콤푸 츄어블 (크라운, famotidine + antacids)

■ 프로톤펌프차단제 (Proton pump inhibitors)

Dexlansoprazole (덱실란트 디알 캡슐, 제일)

Esomeprazole (넥시움 정, 주, 아스트라제네카)

Ilaprazol (놀텍 정, 일양)

Lansoprazole (란스톤 캡슐, 란스톤 엘에프디티 정, 제일)

Omeprazole (로섹 캡슐, 점적용 주, 아스트라제네카)

Pantoprazole (판토록 정, 에스케이케미칼)

Rabeprazole (파리에트 정, 얀센)

- **위산펌프억제제 (Acid pump inhibitor)**
  Revaprazan (레바넥스 정, 유한)

궤양회복 및 보호제 Mucosal Healing and Protectants

- **점막세포방어제 (Cytoprotective agents)**
- ◈ 프로스타글란딘 E1 유사체 (Prostaglandin E1 analogs)
  Misoprostol (싸이토텍 정, 화이자 / 제일)

- ◈ 선택적 PDE-4 억제제 (Selective phosphodiesterse-4 inhibitor)
  Irsogladine (가스론엔 정, 태준)

- ◈ 프로스타글란딘 (prostaglandin) 생성 촉진
  Rebamipide (무코스타 정, 오츠카)

- **궤양피복 (Ulcer coating)**
  Polaprezinc (프로맥 과립, 에스케이케미칼)
  Sucralfate (아루사루민 현탁액, JW중외)

- **생약제제**
  Artemisia asiatica ext. (eupatilin, 스티렌 정, 동아)

- **비스무스제제**
  Tripotassium dicitrato bismuthate (=bismuth subcitrate, 데놀 정, 녹십자)

- **기 타**
  Benexate betadex hydrochloride (울굿 캡슐, 일동)
  Cetraxate (노엘 캡슐, 제일)
  Teprenone (셀벡스 캡슐, 부광)
  Ecabet (가스트렉스 과립, 제일)
  Sofalcone (쏘롱 정, 캡슐, 유유)
  Sulglycotide (글립타이드 정, 삼일)
  Troxipide (아푸라스 정, 영진)
  Sod. alginate (라미나지 액, 태준)
  개비스콘 현탁액 (옥시레킷벤키저, sod. alginate + sod. bicarbonate + cal. carbonate)

소포제 Antifoaming Agents

Dimethicone (dimethylpolysiloxane, 디메콘 정, 에이프로젠)
Simethicone (미리콘 산, 대웅, 가소콜 액 태준)

진경제 Antispasmodics

■ 항콜린성진경제 (Anticholinergic antispasmodics)

◈ 3급암모늄 항콜린제 (Tertiary ammonium)

Dicyclomine (스파토민 정, 조아)
싸이베린 정 (미래, dicyclomine + papaverine)
파로민 정 (크리스탈생명과학, dicyclomine + papaverine +
UDCA + menthol)

◈ 4급암모늄 항콜린제(Quaternary ammonium)

Cimetropium (알기론 정, 주, 베링거인겔하임임)
Glycopyrrolate (명문 글리코피롤레이트 정, 명문)
Scopolamine butylbromide (hyoscin, 부스코판 당의정, 주,
베링거인겔하임)
Trospium (스파스맥스 정, 알보젠)
부스코판 플러스 정 (베링거인겔하임, scopolamine +
acetaminophen)
스파빈 연질캡슐 (유니온, alverine + simethicone)

◈ 기 타

Difemerine (디페딘 주, 뉴팜)
Octylonium (메녹틸 정, 동화)
Phloroglucinol (푸로시놀 정, 삼진)
Pipoxolan (포피란 정, 삼남)
Tiropamide (티로파 정, 주, 대웅)
리브락스 정 (고려, clidinium + chlordiazepoxide)

■ 향근성진경제 Musculotropics

◈ 평활근이완제 (Smooth muscle relaxant)

Mebeverine (듀스파타린 정, JW중외)

◈ 평활근이완제 + 항콜린작용 (Smooth muscle relaxant +
anticholinergic effects)

Pinaverium (디세텔 정, 일양)

◈ 평활근 이완제 + 칼슘채널차단제 + 글루타메이트 길항제 (Smooth muscle relaxant+Calcium channelblocker+Glutamate antagonist)

> Caroverine (카로렌 주, 레고켐)
> Fenoverine (펙사딘 캡슐, 부광)
> 가스파파 액 (일화, papaverine + scopolia ext 등)

■ 세로토닌 5-HT3 수용체길항제 (Serotonin 5-HT3 receptor antagonist)

> Ramosetron 2.5mg, 5mg (이리보 정, 아스텔라스) : 설사형 과민성대장증후군

이담제 Cholagogous

■ 최담제 (choleretic)

> Ursodeoxycholic acid (UDCA, 우루사 정, 캡슐, 대웅) : 100mg 만성 간질환의 간기능 개선, 200mg 원발성쓸개관 간경화 및 만성 C형간염에서 간 기능 개선, 300mg 원발성 쓸개관 간경화의 간기능 개선, 비만환자에서 담석 예방
> 대웅 우루사 정정, 우루사 에프 연질캡슐 (대웅, UDCA + thiamine + riboflavin)
> 씨앤유 캡슐 (명문, UDCA + mag. trihydrate salt of chenodeoxycholic acid)

■ 배담제 (cholekinetic)

> 갈스파 정 (한림, 1-(4-methylphenyl)-ethyl-nicotinic acid + caroverine + naphthylacetic acid)

만성 B형 간염 치료 Treatment of Chronic Hepatitis B

■ Nucleoside analogs

◈ Nucleoside analog reverse transcriptase inhibitors (NARTIs)

- L-nucleoside analogs
> Clevudine (레보비르 캡슐, 부광)
> Lamivudine (제픽스 정, 시럽, 글락소스미스클라인)
> Telbivudine (세비보 정, 한독)

- Cyclopentanes
> Entecavir (바라크루드 0.5mg, 1.0mg 정, 비엠에스)

■ Nucleotide analogs
◈ Nucleotide analog reverse transcriptase inhibitors (NtRTIs)
    Adefovir dipivoxil (헵세라 정, 글락소스미스클라인)
    Besifovir dipivoxal maleate (베시보 정, 일동)
    Tenofovir disoproxil fumarate (비리어드 정, 유한)
    Tenofovir alafenamide fumarate (베믈리디 정, 길리어드)

■ 인터페론 알파 (Interferon α)
    Peginterferon α2a (페가시스 주, 로슈)

만성 C형 간염 치료제 Treatment of Chronic Hepatitis C
■ 직접작용제 (Direct antiviral agents, DAAs)
◈ 단일제제
• NS3/NS4A 단백분해효소억제제 (NS3/NS4A protease inhibitors)
    Asunaprevir (순베프라 캡슐, 비엠에스)
    Boceprevir (빅트렐리스 캡슐, 비엠에스)

• NS5A 억제제 (NS5A inhibitor)
    Daclatasvir (다클린자 정, 비엠에스)

• NS5B 중합효소억제제 (NS5B polymerase inhibitor)
    Dasabuvir (엑스비라 정, 애브비)
    Sofosbuvir (소발디 정, 길리어드)

◈ 복합제제
• NS5A 억제제 + NS3/NS4A 단백분해효소 억제제
    제파티어 정 (엠에스디, elbasvir + grazoprevir)

• NS5A 억제제 + NS5B 중합효소 억제제
    하보니 정 (길리어드, ledispasvir + sofosbuvir)

• NS5A 억제제 + NS3/NS4A 단백분해효소 억제제 + 프로테아제 억제제
    비키라 정 (애브비, ombitasvir + paritaprevir + ritonavir)

■ **구아노신유사체 [(Guanosine (ribonucleic) analog]**
Ribavirin (바이라미드 정, 연질캡슐, 시럽, 일성)

■ **프로테아제억제제 (Protease inhibitor)**
Ritonavir (노비르 정, 연질캡슐, 애브비)

■ **인터페론 알파 (Interferon α)**
Peginterferon α2a (페가시스 주, 로슈)
Peginterferon α2b (인트론 주, 엠에스디)

간장용제 Liver Tonics

■ **생약제제 (Herbs)**
Artichokes ext. (신다스 시럽, 조아)
ASTO (운지다당체, 리코벡 캡슐, 광동)
Biphenyl dimethyl dicarboxylate (닛셀 정, 파마킹)
Carduus marianus ext. (silymarin, 레가론 정, 캡슐, 현탁
액, 부광)
펜넬 캡슐 (파마킹, biphenyl–dimethyl–dicarboxylate +
garlic oil)

■ **아미노산제제 (Amino acids)**
Arginine tidiacicate (헬민 200 연질캡슐, 동화)
Glutathione (타치온 정, 주, 동아에스티)
l–Ornithine l–aspartate (리브락 정맥주, 인퓨전주, 신풍)
솔봄 액 (명문, betaine + citric acid + L–arginine +
betaine)
레보골드 액 (고려, arginine + L–citrulline +
L–ornithine)

■ **기 타**
Malotilate (칸진 정, 피앤피)
Metadoxine (알코텔 정. 일양) : 알콜성 간질환, 만성 알콜중
독
고덱스 캡슐 (셀트리온, carnitine orotate + antitoxic liver
ext. 등)
네오미노화겐–씨 주 (한올, ammonium glycyrrhizinate +
aminoacetic acid + L–cysteine)

간성혼수 치료 Treatment of Hepatic Coma
Lactulose (듀파락 시럽, JW중외)
Lactitol (유한 락티톨 산, 유한)

하제 Laxatives

■ 부피형성하제(팽윤하제, Bulk-forming laxatives)
Psyllium (무타실 산, 일양)
Polycarophil (실콘 정, 명문)
아기오 과립 (부광, 차전자 + 차전자피)
아락실 과립 (부광, 차전자 + 차전자피 + 센나열매)

■ 삼투압하제 (Osmotic laxatives)
◈ 염류하제 (Saline laxatives)
Mag. hydroxide (마그밀 정, 에스 정, 삼남)

◈ 고삼투압성하제 (Hyperosmolar laxatives)
Lactulose (듀파락 이지 시럽, JW중외)
Lactitol (포탈락 산, 유한)
Macrogol (폴락스 산, 안국)

■ 자극성하제 (Irritant or stimulant laxatives)
Bisacodyl (둘코락스 좌약, 베링거인겔하임)
둘코락스 에스 장용정 (베링거인겔하임, bisacodyl + docusate sod.)
비코그린 에스 정 (코오롱, bisacodyl 외)

■ 대변연화제 (Stool softner)
메이킨 에스 정 (명인, docusate + bisacodyl + dehydrocholic acid 등)
알액 (부광, sod. docusate + D-sorbitol)

■ 장관운동 촉진제, 5-HT4 수용체 효능제
Prucalopride (레졸로 정, 얀센)

■ 통변제 (Bowel evacuants)
레시카본 CO_2 락산좌약 (협진무약, sod. bicarbonate + monobasic sod. phosphate)

마크롤 액, 산 (태준, mag carbonate + citric acid)
유카본 정 (지엘루비콘, 약용탄 외)
콜론라이트 산 (알보젠, polyethylene glycol + pot.
chloride + sod. bicarbonate 등)

■ 기 타
Glycerin (그린 관장약, 그린)
Liquid paraffin (에멀킨 심플액, 팜비오)

항설사제 Antidiarrheals

■ 합성마약유사체 (Synthetic opioid analog)
Loperamide (로페린 정, 시럽, 얀센)

■ 항균제 (Antibacterials)
Nifuroxazide (에세푸릴 캡슐, 현탁액, 부광)
Rifaximin (노르믹스 정, 한올)

■ 흡착제
Attapulgite (파마소브 현탁액, 건일)
Dioctahedral smectite (스멕타 산, 대웅)

■ 기 타
Beta-galactosidase (갈타제 산, 현대)
동성 정로환 당의정 (동성, creosote 외)
후라베린큐 정, 시럽(일동, acrinol + berberine + albumin
+ scopolia ex)

생균제 Probiotics

■ 대장균 (E. coli)
E.coli strain Nissle 1917의 동결건조물 (뮤타플로 현탁액,
비엘엔에이취)

■ 당화균
Bacillus licheniformis (정장생 캡슐, 과립, 아주)
Bacillus polyfermenticus (바이칸 캡슐, 산, 비스루트 에스
정, 바이넥스)
Bacillus subtilis (비오비타 산, 일동)

■ **유산균**
 Biodiasmin-F (streptococcus faecalis, 비오딘 에스 캡슐,
 대우)
 Lactobacillus acidophilus (안티바시 캡슐, 알보젠)
 Enterococcus faecalis (이알 정, 산, 한림)
 앤디락 산 (일양, lactobacillus acidophilus + streptococcus
 faecalis + lactobacillus bifidus)

■ **낙산균**
 Clostridium butyricum miyairi II (강미야리산 정, 한독)
 미야리산 엔젤 과립 (한독, clostridium butyricum miyairi
 II + pyridoxine 등)
 미야리산 유 정 (한독, clostridium butyricum miyairi II +
 ursodesoxycholic acid)

■ **효모균**
 Saccharomyces cerevisiae hansen (비오플 캡슐, 산, 건일)

■ **당화균 + 유산균**
 락토베베 에스 산 (삼아, lactomin + clostridium butyricum
 + bacillus mesentericus)
 메디락 베베 산 (한미, bacillus subtilis + streptococcus
 faecium + thiamine + riboflavin + pyridoxine)
 메디락 에스 캡슐, 산, 디에스 장용캡슐, 산 (한미, bacillus
 subtilis + streptococcus faecium)

■ **당화균 + 낙산균**
 비스칸-지 캡슐, 산 (바이넥스, bacillus polyfermenticus +
 clostridium butyricum)

■ **당화균 + 유산균 + 낙산균**
 바이오탑, 에스, 캡슐 (한올, bacillus mesentericus +
 streptococcus faecalis + lactobacillus acidophilus +
 clostridium butyricum)

항구토 및 항현훈제| Antiemetic and Antivertigo agents
■ **항히스타민제 (Antihistamines)**
 Dimenhydrinate (보나링 에이 정, 일양)
 Meclizine (파비스 염산메클리진 정, 파비스)

피크니 에프 정 (새한, dimenhydrinate + pyridoxine)
키미테 츄어블 정 (명문, meclizine + scopolamine)

■ 항콜린제 (Anticholinergic agents)
Scopolamine (키미테 패취, 어린이 키미테 패취, 명문))

■ 도파민 길항제 (Dopamine antagonists)
Chlorpromazine (네오마찐 정, 환인)
Haloperidol (세레네이스 주, 화이자)
Metoclopramide (맥소롱 정, 주, 동아에스티)

■ 세로토닌 길항제 (Serotonin antagonists)
Granisetron (카이트릴 정, 주, 액, 종근당)
Ondansetron (조프란 자이디스정, 주, 노바티스)
Palonosetron (알록시 주, 씨제이헬스케어)
Ramosetron 0.1mg, 0.3mg (나제아 오디 정, 주, 아스텔라
스)

■ Substance P antagonist
Aprepitant (에멘드 캡슐, 엠에스디)

■ 기 타
Betahistine (메네스 정, 동구바이오) : 메니에르병에 의힌 어
지러움, 이명, 청력 손실

염증성장질환 치료 Treatment of Inflammatory Bowel Disease, IBS

■ 프로스타글란딘생성억제제 (Prostaglandin production inhibitors)
Balsalazide disodium (콜라잘 캡슐, 종근당)
Mesalamine (아사콜 좌약, 관장약, 대웅)
Mesalazine (펜타사 서방정, 좌약, 관장약, 페링)
Sulfasalazine (사라조피린 EN 정, 일성)

■ 코티코스테로이드 항문좌제 (Corticosteroids rectal suppository)
Beclomethasone dipropionate (클리퍼지속성 장용정, 코오롱)
Budesonide micronized (코티먼트 서방정, 페링)
Budesonide micronized (엔토코트 항문좌정, 아스트라제네카)

■ **생물학제제 (Biologics)**
◈ TNF–alpha 저해제 (TNF–alpha inhibitors)
   Adalimumab (휴미라 주, 애보트)
   Golimumab (심퍼니 주, 얀센)
   Infliximab (레미케이드 주, 얀센)

◈ 선택적 부착인자 억제제 (Selective adhesion factor inhibitor) 또는 Anti–integrin제
   Vedolizumab (킨텔레스 주, 다케다)

■ **대장균 (E. coli)**
   E.coli strain Nissle 1917의 동결건조물 (뮤타플로 캡슐, 비엘엔에이취)

■ **기 타**
   큐피스템 주 (지방유래 줄기세포, 안트로젠) : 누공성 크론병 (Croh's disease with fistular)

항문질환 치료 Treatment of Hemorrhoids

■ **주사제**
   Melilotus ext. (마로비벤–에이 주, 삼진)

■ **경구제**
   Aesculus hippocastanum L.seeds ext. (마로닌 캡슐. 삼진)
   Diosmin (치센 캡슐, 동국)
   Purified and micronized flavonoid fraction (베니톨 정. 광동)
   치오나 정 (신풍, ginkgo leaf ext. + + heptaminol + troxerutin)
   페리바 정 (대웅, ginkgo leaf ext. + heptaminol + troxerutin)

■ **외용제**
   Nitroglycerin diluted (엔터팜 렉토제식 연고, 엔터팜)
   Pramoxine (광동 프라목신 크림, 광동)
   Standardized bacteria culture solution (포스테리산 연고, 좌제, 동화)

레이반에이치 주입연고 (위너스, lidocaine + allantoin +
prednisolone + tocopherol)

엑스칠 플러스 연고 (코오롱, allantoin + diphenhydramine
+ methylephedrine + hydrocortisone + lidocaine 등)

렉센 좌제 (한림, pramoxine + zinc sulfate)

프레스토 에이치 연고 (태극, light liquid paraffin +
petrolatum + phenylephrine + shark liver oil)

프록토로그 연고, 좌제 (삼일, trimebutine + ruscogenins
substance)

푸레파 연고 (일동, allantoin + chlorhexidine +
diphenhydramine + lidocaine + phenylephrine 등)

푸레파 알파 좌제 (일동, allantoin + chlorhexidine +
lidocaine + phenylephrine 등)

푸레파 에이 좌제 (일동, tetrahydrozoline + chlorhexidine
+ allantoin + lidocaine)

췌장염 치료 Treatment of Pancreatitis

Camostat mesilate (호이판 정, 일성)

Gabexate mesilate (호의 주, 오노)

Nafamostat (주사용 후탄, 에스케이케미칼) : 파종혈관응고
증 (DIC) 등

위장관출혈억제제 Inhibitors of Gastrointestinal Hemorrhage

Somatostatin acetate (소마토산 주, 한화) : 식도 정맥류 출
혈 등

Ulinastatin (우리스틴 주, 한림) : 급성 췌장염 등

Terlipressin acetate (글라이프레신 주, 페링) : 식도 정맥류
출혈 등

05 내분비계통약물

성선자극홀몬 Gonadotropins

- **성선자극홀몬방출홀몬 유사체 및 효능제 [Gonadotropin releasing hormone (GnRH) analogs and agonists]**

  Buserelin acetate (슈퍼팍트 주, 사노피아벤티스)

  Gonadorelin (렐레팍트 LH-RH 주, 한독)

  Goserelin (졸라덱스 데포 주, 졸라덱스 엘에이 데포 주, 아스트라제네카)

  Leuprolide acetate (루피어 데포 주, 대웅)

  Luprorelin acetate (Leuprolide, 루크린 데포 주, 애브비)

  Triptorelin acetate (데카펩틸-데포, 페링)

  Triptorelin pamoate (디페렐린 피알 주, 입센)

- **성선자극홀몬방출홀몬 길항제 (GnRH antagonists)**

  Cetrorelix acetate (세트로타이드 주, 머크) : 조기 LH 급증 예방

  Ganirelix acetate (가니레버 주, 엘지화학) : 미성숙 난자의 배란 방지

- **성선자극홀몬 유사체 (Gonadotropin analogs) : 난임치료**

◈ Antiestrogens

  Clomiphene (영풍 클로미펜시트로산 정, 영풍)

◈ LH (Lutenzing hormone)

  Lutropin-alpha (루베리스 주, 머크) : recombinant hLH

◈ FSH (Follicle stimulating hormone)

  Corifollitropin alfa (에론바 주, 엠에스디)

  Follitropin (고나도핀 주, 동아에스티)

  Follitropin alpha (고날 에프 주, 머크)

  Follitropin beta (퓨레곤 주, 용액 주, 펜 주, 한화)

  Follicle stimulating hormone (포스티몬 주, 서편탐)

◈ LH + FSH (Menotrophin)

  Highly puified menotrophin (메노푸어 멀티도즈, 페링 / 아이브이에프 엠 에이치피 멀티도즈 주, 엘지화학)

Human menopausal gonadotropin (menotrophin, 메리오
날 주, 서편탐 / 아이브이에프 엠 주, 엘지화학)
Menotrophin HP (메노푸어 주, 페링)

◈ HCG (Human chorionic gonadotrophin)
Human chorionic gonadotrophin (아이브이에프 씨 주, 엘
지화학)

성홀몬계 Sex Hormones
■ 남성호르몬제 (Androgens)
Danazol (영풍 다나졸 캡슐, 영풍)
Testosterone (테스토 겔,한미)
Testosterone enanthate (예나스테론 주, 제이텍바이오젠)
Testosterone cyclopentylpropionate (뎁보 남성 주, 화이
자)
Testosterone undecanoate (안드리올 테스토캡스 연질캡
슐, 한화 / 네비도 주, 바이엘)

■ 아나볼릭스테로이드제 (Anabolic steroids)
Oxymetholone (셀트리온 옥시메토론 정, 셀트리온)

■ 항안드로젠제 (Antiandrogens)
Enazalutamide (엑스탄디 연질캡슐, 아스텔라스)
Bicalutamide (카소덱스 정, 아스트라제네카)
Cyproterone acetate (안드로쿨 정, 바이엘)

■ 여성홀몬 (Female sex hormones)
◈ Estrogens
Conjugated equine estrogen (프레미나 정, 다림바이오텍)
Estradiol hemihydrate (프레다 정, 다림바이오텍 / 에스트
라바 겔, 삼오)
Estradiol valerate (프로기노바 정, 바이엘 / 에스트라디올
데포 주, 제이텍바이오젠)
Estriol (오베스틴 질정, 현대 / 오베스틴 좌제, 한독)
Estropipate (에스젠 정, 명문)

◈ Progestins
Chlormadinone (프로스탈-엘 서방정, 동아에스티)

Dienogest (비잔 정, 바이엘)

Dydrogesterone (듀파스톤 정, 애보트)

Hydroxyprogesterone caproate (프로게스테론 데포 에니
팜 주, 서편담)

Medroxyprogesterone acetate (프로베라 정, 화이자)

Norethisterone (프리모루트-엔 정, 바이엘)

Progesterone (제니퍼프로게스테론 주, 제니퍼 / 크리논 겔
8%, 머크 / 예나트론 질좌제, 제이텍바이오젠))

Micronized progesterone (유트로게스탄 연질캡슐, 질좌
제, 한화)

◈ Estrogen + Progestin

디비나 정 (현대, estradiol valerate / estradiol valerate +
medroxyprogesterone acetate)

안젤릭 정 (바이엘, estradiol hemihydrate +
drospirenone)

액티벨 정 (녹십자 / 노보노디스크, estradiol hemihydrate
+ norethisterone)

인디비나정 (현대, estradiol valerate /
medroxyprogesterone acetate)

크리멘 28정 (바이엘, estradiol valerate + cyproterone
acetate)

클리오제스트 정 (노보노디스크, 17 β-estradiol
hemihydrate + norethisterone)

트리시퀀스 정 (녹십자, estradiol hemihydrate / estradiol
hemihydrate + norethisterone)

페모스톤 정 (JW중외, estradiol hemihydrate / estradiol
hemihydrate + dydrogesterone)

페모스톤 콘티 정 (JW중외, estradiol hemihydrate +
dydrogesterone)

◈ 선택적 에스트로젠 수용체 조절제 (Selective estrogen receptor
modulators, SERMs)

Clomiphene (영풍 클로미펜시트로산 정, 영풍)

Bazedoxifene (비비안트 정, 화이자)

Raloxifene (에비스타 정, 다케다)

Tamoxifen (놀바덱스/-디 정, 아스트라제네카)

Toremifene (화레스톤 정, 동아에스티)

듀아비브 정 (화이자, conjugated estrogen + bazedoxifene)

◈ 선택적 프로제스테론 수용체 조절제 (Selective progesterone receptor modulator) SPRM
　　　Ulipristal 5mg (이니시아 정, 신풍) : 자궁근종

◈ 선택적조직에스트로젠작용조절제 (Selective tissue estrogenic activity regulator) STEAR
　　　Tibolone (리비알 정, 엠에스디)

■ 피임제 (Contraceptives)
◈ Oral
　• 일반 (General)
　　　다이안느 35 정 (바이엘, cyproterone + ethinyl estradiol)
　　　마이보라 정, 멜리안 정 (동아, gestodene + ethinyl estradiol)
　　　머시론 정 (알보젠, desogestrel + ethinyl estradiol)
　　　미니보라 30 (동아, levonorgestrel + ethinyl estradiol)
　　　야스민 정 (바이엘, drospirenone 0.3mg + ethinyl estradiol 0.03mg)
　　　야즈 정 (바이엘, drospirenone 0.3mg + ethinyl estradiol 0.02mg)
　　　클래라 정 (바이엘, dienogest + estradiol valerate)
　　　트리퀼라 정 (동아, levonorgestrel + ethinyl estradiol)

　• 응급 (Emergency)
　　　Levonorgestrel (노레보원 정, 현대)
　　　Ulipristal 30mg (엘라원 정, 현대)

◈ 저장형
　　　Etonogestrel (임플라논 엔엑스티 이식제. 엠에스디)
　　　Levonorgestrel (미레나 20mcg, 바이엘)
　　　누바링 (엠에스디, etonogestrel + ethinyl estradiol)

◈ 질좌제 Vaginal suppositories
　　　Benzalkonium (파마텍스 질좌제, 삼진)
　　　노원 질좌제 (한미, nonoxynol-9 + lactic acid)

■ 폐경기증후군 (Post-menopausal syndrome)
- Cyclofenil (메노페릴 정, 대원)
- Human placenta ext. (보령 푸라테 주, 보령)
- Cimicifugae fluid ext. (지노큐 에스 정, 진양)

〈복합제제〉
- 지노플러스 정 (진양, cimicifugae fluid ext. + hypericum)
- 지노프로 질정 (현대, estriol + lactose + lyophilized lactobacillus acidophilus)

인체성장홀몬 Human Growth Hormones

■ 성장홀몬자극제 (Somatopin analogs)
- Recombinant human growth hormone (유트로핀 주, 엘지화학)
- Recombinant methionyl somatotropin (그로트로핀-투 주, 동아에스티)
- Somatropin (싸이트로핀 주, 페링)

■ 성장홀몬억제제 (Somatostatin analog, growth hormone inhibitors)
- Lanreotide (소마툴린 오토젤, 소마툴린 피 알 주, 입센)
- Octreotide (산도스타틴 주, 산도스타틴 라르 주, 노바티스)
- Pasireotide (시그니포 라르 주, 노바티스)

■ 고프로락틴혈증 (Hyperprolactinemia) 치료제
- Bromocriptin (팔로델 정, 노바티스) : 고프로락틴혈증
- Cabergoline (카버락틴 정, 동구바이오)

코티코스테로이드제 Corticosteroids

■ 부신피질자극홀몬 방출홀몬 (Corticotropin releasing hormone)
- Corticorelin trifluoroacetate (씨알에이치페링 주, 페링)

■ 부신피질호르몬 유사체 (Corticotropic hormone analog)
- Tetracosactrin (시낙텐 주, 다림바이오텍)

■ 당질코티코스테로이드제 (Glucocorticosteroids)
◈ Short-acting
- Hydrocortisone (예나팜 히드로코르티손 정, 제이텍바이오젠)

Hydrocortisone sod. Succinate (솔루-코테프 주, 화이자)

◈ Intermediate-acting
    Deflazacort (켈코트 정, 한독)
    Deflazacort micronized (프란딘 정, 건일)
    Methylprednisolone (메드롤 정, 화이자)
    Methylprednisolone acetate (데포-메드롤 주, 화이자)
    Methyprednisolone sod phosphate (솔루-메드롤주, 화이자)
    Prednisolone (소론도 정, 유한/피알디 현탁시럽, 한림))
    Prednisolone stearylglycolate (신티손 정, 삼성)
    Prednisolone sodium succinate (한올 솔루다코르틴 주, 한올)
    Triamcinolone acetonide (레더코트 정, 주, 에스케이케미칼)

◈ Long-acting
    Betamethasone (신일베타메타손 정, 신일)
    Betamethasone sod. Phosphate (베타메타손인산나트륨정, 주, 대원)
    Dexamethasone (유한메디카 덱사메타손 정, 유한)
    Dexamethasone disodium phosphate (중외 덱사메타손 주, JW중외)
    Dexamethasone palmitate (리메타손 주, 한올)

■ 광질코티코스테로이드제 (Mineral corticosteroid)
    Fludrocortisone acetate (플로리네프 정, 비엠에스)

당뇨병 치료 Treatment of Diabetes Mellitus
■ 인슐린 (Insulin)
◈ Rapid-acting
    Insulin aspart (노보래피드 주, 플렉스펜, 노보노디스크)
    Insulin glulisine (애피드라주바이알, 주 솔로스타, 사노피아벤티스)
    Insulin lispro (휴마로그 주, 퀵펜, 릴리)

◈ Short-acting (Regular)
    Human regular insulin (휴물린 알 바이알 주, 릴리)

◈ Intermediate-acting (NPH)

    Human NPH insulin (휴물린 엔 주,퀵펜, 릴리)

◈ Long-acting (Basal insulin)

    Insulin degludec (트레시바 플렉스터치주, 노보노디스크)

    Insulin detemir (레베미어 플렉스펜 주, 노보노디스크)

    Insulin glargine U100 (란투스 주 바이알, 솔로스타, 사노피아벤티스)

    Insulin glargine U300 (투제오 솔로스타, 사노피아벤티스)

◈ Pre-mixed

    Human insulin (노보믹스 30 플렉스펜, 70% aspart protamine + 30% aspart, 노보노디스크)

    Human insulin (휴마로그 믹스 25 주, 25 퀵펜, 75% lispro protamine + 25% lispro, 릴리)

◈ Combination

    Human mixed insulin (믹스타드 30 이노렛주, 노보노디스크)

    Human mixed insulin (휴물린 70/30 주, 펜, 80/20 주, 릴리)

■ 인크리틴수용체효능제 [Incretin (GLP-1) receptor agonists)]

    Albiglutide (이페르잔 주, 글락소스미스클라인)

    Dulaglutide (트루리시티 주, 릴리)

    Exenatide (바이에타 펜주, 릴리)

    Liraglutide (빅토자펜 주, 노보노디스크)

■ 비구아나이드계 (Biguanide)

    Metformin (글루코파지 정, 엑스알 정, 머크)

■ 2세대 설포닐우레아계 (2nd generation sulfonylureas)

    Glibenclamide (glyburide, 다오닐 정, 한독)

    Gliclazide (클리지드 정, 유나이티드)

    Glimepiride (아마릴 정, 한독)

    Glipizide (다이그린 정, 유한)

〈복합제제〉

Sulfonylurea + Metformin

글루코반스 정 (머크, glibenclamide + metformin)
글루파 콤비 정 (다림바이오텍, gliclazide + metformin)
아마릴 엠 정 (한독, glimepiride + metformin)

■ 메글리티나이드계 (Meglitinides) Nonsulfonylureas
Mitiglinide (글루패스트 정, JW중외)
Nateglinide (파스틱 정, 일동)
Repaglinide (노보넘 정, 노보노르디스크)

■ 알파-글루코시다제 저해제 (Alpha-glucosidase inhibitors) AGIs
Acarbose (글루코바이 정, 바이엘)
Miglitol (글리톨 정, 콜마)
Voglibose (베이슨 정, 씨제이헬스케어)

■ 치아졸리딘디온계 (Thiazolidinediones) TZDs
Lobeglitazone (듀비에 정, 종근당)
Pioglitazone (액토스 정, 릴리)
〈복합제제〉
TZD + Metformin
듀비메트 정 (종근당, lobeglitazone + metformin)
액토스메트 정 (릴리, pioglitazone + metformin)

■ DPP-4 저해제 (Dipeptidyl Peptidase-4 inhibitors) DPPIs
Anagliptin (가드렛 정, JW중외 / 안국)
Evogliptin (슈가메트 서방정, 동아에스티)
Gemigliptin (제미글로 정, 엘지화학)
Linagliptin (트라젠타 정, 베링거인겔하임)
Saxagliptin (옹글라이자 정, 비엠에스)
Sitagliptin (자누비아 정, 엠에스디)
Teneligliptin (테넬리아 정, 한독)
Vildagliptin (가브스 정, 노바티스)
〈복합제제〉
DPPI + Metformin
가드메트 정 (JW중외 / 안국, anagliptin + metformin)
가브스메트 정 (노바티스, sitagliptin + metformin)
슈가메트 서방정 (동아에스티, evogliptin + metformin)

자누메트 정 (엠에스디, sitagliptin + metformon)
제미메트 정 (엘지화학, gemigliptin + metformin)
콤비글리아즈 서방정 (비엠에스, saxagliptin + metformin)
트라젠타듀오 정 (베링거인겔하임, linagliptin +
  metformin)

■ 나트륨/포도당 운반체-2 저해제 (Sodium/glucose
cotransporter-2 inhibitors) SGLT-2 Is

Canagliflozin (인보카나 정, 얀센)
Dapagliflozin (포시가 정, 아스트라제네카 / 씨제이헬스케어)
Empagliflozin (자디앙 정, 베링거인겔하임)
Ipragliflozin (슈글렛 정, 대웅 / 아스텔라스)
〈복합제제〉
직듀오 정 (아스트라제네카, dapagliflozin + metformin)

■ 저혈당 (Hypoglycemia)
Diazoxide (아니벡스프로글리셈 현탁액, 희귀약품센터)
Glucagon (청계 글루카곤 주, 청계)

■ 기 타
Alpha-lipoic acid (치옥타시드 HR 정, 부광)
γ-linolenic acid (evening primrose oil, 에보프림 연질캡
  슐, 다림바이오텍)

갑상선질환 치료 Treatment of Thyroid Diseases
■ 갑상선호르몬제 (Thyroid hormones)
◈ T4 (L-Thyroxin sodium)
Levothyroxine sod. (씬지로이드 정, 부광)

◈ T3 (Liothyronine sodium)
Liothyronine sodium (테트로닌 정, 다림바이오텍)

◈ T4 + T3 combination
콤지로이드 정 (부광, levothyroxine + liothyronine)

■ 항갑상선제 (Antithyroid agents)
Carbimazole (카멘 정, 다림바이오텍)

Methimazole (부광 메티마졸 정, 부광)
Propylthiouracil (안티로드 정, 부광)

■ 기타
Thyrotropin alfa (젠자임 타이로젠 주, 젠자임) : 갑상선암
절제환자의 잔재 갑상선 조직 제거 등

합성 바소프레신제 Synthetic Vasopressins
Vasopressin (한림 바소프레신 주, 한림) : 뇌하수체성 요붕
증 등
Desmopressin (미니린 정, 멜트설하정, 비액, 나잘 스프레
이, 주, 페링) : 야간 다뇨증, 뇌하수체성 요붕증 등
Terlipressin (글라이프레신 주, 페링) : 식도정맥류 출혈 등

기타 내분비계통약물
Tolvaptan (삼스카 정, 오츠카) : 심부전, 힝이뇨호르몬 분비
이상증후군에 의한 저나트륨 혈증 등

06 중추신경계통약물

중추신경흥분제 | Central Nervous System Stimulants

■ 간접적 교감신경흥분제 (Indirect sympathomimetics)

◈ 도파민 노르에피네프린 재섭취억제제 DNRIs (Dopamine noradrenaline reuptake inhibitors)

- 단시간형 (Shorting-acting)
  Methylphenidate (페니드 정, 에스케이케미칼)

- 중시간형 (Intermediate-acting)
  Methylphenidate (메타데이트 CD서방캡슐, 환인)

- 장시간형 (Long-acting)
  Methylphenidate (콘서타 OROS서방정, 얀센)

◈ 노르아드레날린 재섭취차단제 (Noradrenaline reuptake inhibitors, NRIs)
  Atomoxetine (스트라테라 캡슐, 릴리)

◈ 알파 2 교감신경 효능제 (α2 adrenergic agonists)
  Clonidine (켑베이 서방정, 씨제이헬스케어)

◈ 도파민 노르에피네프린 방출자극제 NDRAs (Dopamine noradrenaline releasing agents)
  Modafinil (프로비질 정, JW중외)

■ 식욕억제제 (Appetite suppressants)

◈ 중추카테콜라민흥분제 CCSs (Central catecholamine stimulants)
  Diethylpropion (에피온 정, 광동)
  Mazindol (마자놀 정, 광동)
  Phendimetrazine (푸링 정, 알보젠)
  Phentermine (디에타민 정, 대웅)

〈복합제제〉
  콘트라브 정 (광동, naltrexon + bupropion)
  드리메드 정 (알리코팜, alginic acid + carboxymethylcellulose sod.)

◈ 지방분해효소억제제 (Lipase inhibitor)
　　Orlistat (제니칼 캡슐, 종근당)

■ 식욕증진제 (Appetite stimulants)
　　트레스탄 캡슐 (삼진, cyproheptadine + l-lysin 등)

편두통 치료 Treatment of Migraine

■ 세로토닌효능제 (Serotonin agonists, 5HT) Triptans
◈ 5HT1D
　　Almotriptan (알모그란 정, 유한)
　　Frovatriptan (미가드 정, 에스케이케미칼)
　　Naratriptan (나라믹 정, 씨제이헬스케어)

◈ 5HT1B / 5HT1D
　　Rizatriptan (맥살트 정, 멜트 구강정, 멜트 구강붕해정, 엠에
　　　스디)
　　Sumatriptan (이미그란 정, FD 필름코팅 정, 주, 글락소스미
　　　스클라인)
　　Zolmitriptan (조믹 정, 아스트라제네카)

■ 칼슘채널차단제 (Calcium channel blocking agent)
　　Flunarizine (씨베리움 캡슐, 얀센)

■ 기 타
　　마이드린 캡슐 (녹십자, dichloralphenazone +
　　　isometheptene mucate + acetaminophen)
　　크래밍 정 (크라운, ergotamine tartrate + caffeine)

항불안제 Anxiolytics

■ 벤조다이아제핀계 (Benzodiazeines)
◈ 단시간형 (Shorting-acting)
　　Alprazolam (자낙스 정, 화이자)
　　Bromazepam (명인 브로마제팜 정, 명인)
　　Clotiazepam (리제 정, 대웅)
　　Etizolam (데파스 정, 종근당)

◈ 중시간형 (Intermediate-acting)
　　Lorazepam (아티반 정, 주, 일동)

◈ 장시간형 (Long-acting)
　　Chlordiazepoxide (리버티 정, 환인)
　　Clobazam (센틸 정, 한독)
　　Diazepam (바리움 정, 주, 로슈)
　　Ethyl loflazepate (빅손 정, 현대)
　　Mexazolam (메리움 정, 한화)
　　Pinazepam (피나팜 캡슐, 일양)

◈ 기 타
　　Tofisopam (이소탄 정, 한림)
　　Flumazenil (아넥세이트 주, 종근당) : 벤조디아제핀의 중추
　　진정작용 역전

■ 세로토닌수용체부분효능제 (Serotonin 5-HT1A receptor partial agonists)
　　Buspirone (부스파 정, 보령)
　　Tandospirone (세디엘 정, 유한)

■ 항히스타민제 (Antihistamines)
　　Hydroxyzine(유시락스 정, 주, 시럽, 유한)

■ 기 타
　　Valeriana radix ext. (세도늄 정, 한독)
　　리브락스 정(고려, chlordiazepoxide+clidinium)

항우울제 Antidepressants
■ 삼환계항우울제 TCAs (Tricyclic antidepressants)
◈ 3급아민 (Tertiary amines)
　　Amitriptyline (에나폰 정, 환인)
　　Clomipramine (그로민 캡슐, 명인)
　　Imipramine (이미푸라민 정, 환인)
　　Quinupramine (키누프릴 정, 환인)

◈ 2급아민 (Secondary amines)
　　Nortriptyline (센시발 정, 일성)

■ 4환계항울제 TeCA (Tetracyclic antidepressant)
　　Amoxapine (아디센 정, 근화)

■ 노르아드레날린성 특이적 세로토닌항우울제 NaSSAs
(Noradrenergic and specific serotonergic antidepressants)
　　Mirtazapine (레메론 정, 솔텝 정, 엠에스디)

■ 세로토닌 및 노르아드레날린 재섭취차단제 SNRIs (Selective
serotonin and noradrenaline reuptake inhibitors)
　　Desvenlafaxine (프리스틱 서방정, 화이자)
　　Duloxetine (심발타 캡슐, 릴리 / 에스케이케미칼)
　　Milnacipran (익셀 캡슐, 부광)
　　Venlafaxine (이팩사 정, 엑스알 서방캡슐, 화이자)

■ 세로토닌길항제 재흡수억제제 , SARI (Serotonine antagonist and
reuptake inhibitor)
　　Trazodone (트리티코 정, 캡슐, 국제)

■ 선택적세로토닌재섭취차단제 SSRIs (Selective serotonin reuptake
inhibitors)
　　Citalopram (렉사프로 정, 룬드벡/제일)
　　Escitalopram (렉사팜 정, 유한)
　　Fluoxetine (푸로작 캡슐, 위클리서방캡슐, 확산정, 릴리)
　　Fluvoxamine (듀미록스 정, JW중외)
　　Paroxetine (세로자트 정, 글락소스미스클라인)
　　Sertraline (졸로푸트 정, 화이자)

■ 노르아드레날린 및 도파민 재섭취 차단제 NDRI (Noradrenaline
dopamine reuptake inhibitor)
　　Bupropion (웰부트린 서방정, 엑스엘, 글락소스미스클라인)

■ 선택적세로토닌재흡수촉진제 (Selective serotonin reuptake
enhancer, SSRE)
　　Tianeptine (스타브론 정, 제일)

■ **단기아민효소가역적저해제 RIMA (Reversible inhibitor of MAO)**
　　Moclobemide (오로릭스 정, 메나리니)

■ **멜라토닌수용체 효능제 MRA (Melatonin receptor agonist)**
　　Agomelatine (밸덕산 정, 세르비에)

■ **세로토닌조절제촉진제 SMS (Serotonin modulator and stimulator)**
　　Vortioxetine (브린텔릭스 정, 룬드벡)

■ **기 타**
　　Hypericum dried ext. (노이로민 정. 유유)

조증 Mania
　　Lithium carbonate (리단 정, 부광)

조현병 치료 Treatment of Psychosis
■ **정형 (Typical) 1세대 FGAs (First generation antipsychotics)**
◈ 페노치아친계 (Phenothiazines)
　• Aliphatics
　　Chlopromazine (네오마찐 정, 환인)
　　Levomepromazine (티세르신 정, 명인)

　• Piperazine
　　Perphenazine (명인 페르페나진 정, 명인)

◈ Butyrophenones
　　Bromperidol (브롬 정, 명인)
　　Haloperidol (페리돌 정, 환인 / 할돌 데카노아스 주, 얀센)

◈ Dihydroindolones
　　Molindone (모반 정, 유니메드)

◈ Diphenylbutylpiperidine
　　Pimozide (퓨리날 정, 보령)

■ **비정형 (Atypical) 2세대 SGAs (Second generation antipsychotics) Dopamine D2 수용체 길항제**

◈ Dibenzazepines
　　Clozapine (크로자릴 정, 노바티스)
　　Olanzapine (자이프렉사 주, 자이디스확산정, 릴리)

◈ Benzisoxazoles
　　Aripiprazole (아빌리파이 정, 오츠카)
　　Paliperidone (인베가 서방정, 얀센)
　　Risperidone (리스페달 정, 액, 퀵릿, 얀센)
　　Ziprasidone (젤독스 캡슐, 화이자)

◈ Benzamides
　　Amisulpiride (솔리안 정, 부광)
　　Sulpiride (곰마틸 정, 대웅)

◈ Thiazepine
　　Quetiapine (쎄로켈 서방정, 아스트라제네카)

◈ Dibenzoxazepine
　　Zotepine (로도핀 정, 영진)

◈ 기 타
　　Blonaserin (로나센 정, 부광)

■ 비정형 (Atypical) 2세대 장기지속형주사제 LAI (SGA Long-acting injection) dopamine D2 / 5HT2A 수용체 길항제
　　Aripiprazole (아빌리파이 메인테나 주, 오츠카)
　　Paliperidone (인베가 서스티나 주, 얀센)
　　Risperidone (리스페달 콘스타 주, 얀센)

진정수면제 Sedatives and Hypnotics
■ 바르비탈계 (Barbiturates)
　　Phenobarbital (하나 페노바르비탈 정, 하나 / 제일 페노바르비탈 주, 제일)
　　Pentobarbital (엔토발 주, 한림)
　　Thiopental sod. (펜토탈소디움 주, JW중외)
　　Thiamylal sodium (치토졸 주, 삼성)

■ 비바르비탈류(Non-barbiturates)
◈ 벤조다이제핀계 (Benzodiazepines)
　• 초단시간형 (ultra short-acting)
　　Midazolam (도미컴 정, 주, 로슈) : 최면진정제

　• 단시간형 (Short-acting)
　　Flunitrazepam (라제팜 정, 환인)
　　Triazolam (할시온 정, 화이자)

　• 장시간형 (Long-acting)
　　Flurazepam (달마돔 정, 고려)

◈ 비벤조다이제핀계 (Non-benzodiazepine) Z-drug
　　Zolpidem (스틸녹스 씨알정, 한독)

◈ 멜라토닌 유사체 (Melatonin analog)
　　Melatonin (서카딘 서방정, 건일)

◈ 항히스타민제 (Antihistamines)
　　Diphenhydramine (단자민 정, 고려)
　　Doxylamine (잘덴 정, 신풍)

◈ 기 타
　　Chloral hydrate (포크랄 시럽, 한림)

뇌전증 치료제 Antiepileptic Drugs, AEDs
■ Old generation AEDs
◈ GABA 수용체 효능제 (Gamma-aminobutyric acid receptor agonists)
　• 벤조다이아제핀계 (Benzodiazepine)
　　Clonazepam (리보트릴 정, 로슈)

　• 바르비탈계 (Barbiturates)
　　Phenobarbital (대원 페노발르비탈 정, 대원)
　　Primidone (프리미돈 정, 대웅)
◈ 나트륨채널차단 (Sodium channel blockade)
　　Carbamazepine (테그레톨 씨알 정, 시럽, 노바티스)

Phenytoin (부광 페니토인 캡슐, 주, 부광)

◈ 나트륨 & 칼슘채널차단 + GABA 강화 (Sodium & Calcium channel blockade + GABA potentiation)
      Magnesium valproate (프로막 정, 명인)
      Sodium valprate (오르필 시럽, 서방정, 필름캡슐, 부광)
      데파킨크로노 정 (한독, sodium valproate + valproic acid)

◈ 칼슘채널차단 (Calcium channel blockade)
      Ethosuximide (자론티 연질캡슐, 영풍)

■ Newer generation AEDs
◈ GABA 유사체 (GABA analalogs)
      Gabapentin (뉴론틴 캡슐, 제일)
      Levetiracetam (케프라 정, 액, 유씨비)
      Pregabalin (리리카 정, 화이자)

◈ GABA 트랜스아미나제 감소 (Decreased GABA transaminase)
      Vigabatrin (사브릴 정, 한독)

◈ 나트륨 채널차단 (Sodium channel blockade)
      Fosphenytoin (세레빅스 주, 한림)
      Rufinamide (이노베론 필름코팅 정, 에자이)

◈ 나트륨 & 칼슘채널차단 (Sodium & calcium channel blockade)
      Lamotrigine (라믹탈 정, 츄어블 정. 글락소스미스클라인)
      Oxcarbazepine (트리렙탈 필림코팅 정, 현탁액, 노바티스)

◈ 나트륨 & 칼슘채널차단 + CA & + 글루타메이트 저해 (Sodium & calcium channel blockade + carbonic anhydrase + glutamate inhibition
      Topiramate (토파맥스 정, 얀센)

◈ 나트륨 칼슘채널차단 + CA 저해 (Sodium & calcium channel blockade + carbonic anhydrase inhibition)
      Zonisamide (엑세그란 정, 동아)

◈ AMPA(α-amino-3-hydroxy-5-methylisoxazole-4-propionic acid) 수용체 길항

      Perampanel (파이콤파 정, 에자이)

◈ GABA 전달 증가 (Increased GABA transmission)

      Stiripentol (디아코미트 캡슐, 희귀약품센터)

항파킨슨제 Antiparkinson Agents

■ 도파민 전구물질 (Dopamine precursors)

〈복합제제〉

      마도파 확산정, HBS 캡슐 (한독, levodopa + benserazide)
      시네메트 정, 씨알정 (엠에스디, levodopa + carbidopa)
      스타레보 필름코팅정 (노바티스, levodopa + carbidopa + entacapone)

■ B형 단기아민효소 선택적 차단제 (Selective monoamine oxidase type B inhibitors)

      Selegiline (마오비 정, 초당)
      Rasagiline (아질렉트 정, 룬드벡)

■ 도파민효능제 (Dopamine agonists)

      Bromocriptine (팔로델 정, 노바티스) : 고프로락틴혈증
      Pramipexole (미라펙스 정, 베링거인겔하임)
      Ropinirole (뤼퀍 정, 글락소스미스클라인)
      Rotigotine (뉴프로 패취, 유씨비)

■ 항콜린제 (Anticholinergics)

      Benztropine (벤즈트로핀 정, 환인)
      Biperidine (비페린 정, 유영)
      Procyclidine (프로이머 정, 초당)
      Trihexyphenidyl (트리헥신 정, 태극)

■ 약한 도파민효능제 + 항콜린제 (weak dopamine agonist + anticholinergic agent) 항바이러스제

      Amantadine (피케이멜즈 정, 인퓨전주, 한화)
      퓨전주, 한화)

- COMT 저해제 (Catechol–O–methyl transferase inhibitor)
  - Entacapone (콤탄 정, 노바티스)

알츠하이머병 치료 Treatment of Alzheimer Disease
- 중추성가역성콜린에스라제저해제 (Centrally acting reversible cholinesterase inhibitors)
  - Donepezil (아리셉트 정, 아리셉트 에비스 정, 대웅)
  - Galantamine (레미닐 정, 피알서방캡슐, 얀센)
  - Rivastigmin (엑셀론 캡슐, 패취, 노바티스)

- NMDA 글루타메이트수용체 차단제 (NMDA glutamate receptors blocker)
  - Memantine (에빅사 정, 액, 룬드벡 / 한미)

다발성경화증 치료 Treatement of Multiple Sclerosis
- 주사제
- ◈ 면역조절제 (Immunomodulating agents)
  - Interferon beta (IFN–β)
    - IFN–β1a (아보넥스 펜주, 유씨비 / 레비프 프리필드주. 머크)
    - IFN–β1b (베타페론 주, 바이엘)

  - T 세포 활성 억제
    - Glatiramer acetate (코팍손 주, 한독)

  - 세포독성제 (Cytotoxic agent)
    - Mitoxantrone (미트론 주, 이연)

  - 단클론항체 (Monoclonal antibody)
    - Alemtuzumab (렘트라다 주, 젠자임)
    - Natalizumab (티사브리 주, 유씨비)

- 경구제
  - 스핑고신 1–인산(Sphingosine–1–phosphate, S1P) 수용체 조절제(Modulator)
    - Fingolimod (피타렉스 캡슐, 산도스)

  - Pyrimidine 합성 억제

Teriflunomide (오바지고 팔름코팅정, 젠자임)

- Nrf2 [Nuclear factor (erythroid-derived 2)-like 2, NFE2L2)] 억제
  Dimethyl fumarate (텍피데라 정, 유씨비)

척수소뇌변성증 Spinocerebellar Ataxia, SCA
■ 갑상선자극호르몬방출호르몬 (Thyrotropin-releasing hormone, TRH) 유사체
Protirelin (프레린 주, 유나이티드)
Taltirelin (씨트렐린 구강붕해정, 씨트리)

뇌 및 신경강화제 Nootropics and Neurotonics
■ 아세칠콜린 전구물질 (Acetylcholine precursor)
Acethyl L-carnitin (뉴카틴 정, 명문)
Choline alfoscerate (글리아티린 연질캡슐, 주, 대웅)
Oxiracetam (뉴로메드정, 시럽, 주, 고려)
Piracetam (뉴트로필 캡슐, 정, 주, 유씨비)

■ Choline 및 cytidine유도체 (Choline & cytidine derivative)
Citicoline(시티콜린 주, 비씨월드)

전신마취제 General Anesthetics
■ 흡입제 (Inhalation)
◈ 면역조절제 (Immunomodulating agents)
Desflurane (슈프레인 흡입액, 일성)
Isoflurane (포란 액, JW중외)
Sevoflurane (세보프란 흡입액, 하나)

■ 주사제 (injection)
◈ Opioids
Alfentanil (하나 알펜타닐 주, 하나)
Remifentanil (울티바 주, 글락소스미스클라인)
Sufentanil (수펜탈 주, 비씨월드)
◈ Arylcyclohexylamines
Ketamine (케토민 주, 대한)

중추신경계통약물

◈ Phenols

    Propofol (아네폴 주, 하나)

◈ 기 타

    Etomidate (에토미데이트 리푸로 주, 한올)

기타 중추신경계통약물

    Human Immunoglobulin G (리브감마 에스앤 주, 에스케이
    케미칼) : 만성염증성탈수초성 다발성신경병증 (CIDP)
    Tetrabenazine (세나진 정, 희귀약품센터) : 헌팅턴무도병 등

07 근골격계통약물

골다공증 치료 Treatment of Osteoporosis

■ 칼슘제제 (Calcium preparations)

Oyster shell powder (헬스칼 500mg 정, 동화)

디카맥스 정, 디 정, 디 플러스 정 (다림바이오텍, calcium carbonate + cholecalciferol)

마이칼 디 정 (명문, cal. citrate + cholecalcitriol + cyanocobalamine + folic acid)

■ 비타민 D 유사체 (Vitamin D analogs)

Alfacalcidol (원알파 정, 일성)

Calcifediol (칼디올 캡슐, 메디카)

Calcitriol (본키 연질캡슐, 츄어블 정, 유유)

■ 골흡수억제제

◈ 칼시토닌제제 (Calcitonins)

Elcatonin (엘시토닌 주, 종근당)

◈ 선택적 에스트로젠 수용체 조절제 (Selective estrogen receptor modulators, SERMs)

Bazedoxifene (비비안트 정, 화이자)

Raloxifene (에비스타 정, 다케다)

라본디 캡슐 (한미, raloxifene + vit. D)

◈ 비스포스포네이트제제 (Bisphosphonates)

· 경구제

Alendronate sod. (포사맥스 10mg, 79mg 정, 엠에스디)

Etidronate disod. (다이놀 정, 초당)

Ibandronate sod. (본비바 정, 글락소스미스클라인)

Pamidronate disod. (파노린 연질캡슐, 한림)

Risedronate sod. (악토넬 정, 사노피아벤티스)

맥스마빌 정 (유유, alendronate + calcitriol)

· 주사제

Ibandronate sod. (본비바 주, 글락소스미스클라인)

Pamidronate disod. (파노린 주, 한림)
Zoledronic acid (조메타 주, 레디 주, 노바티스)
Zoledronic acid anhydrous (산도스 졸레드론산 주, 대웅)

◈ 단클론항체 (Monoclonal antibody)
Denosumab (프롤리아 주, 암젠)

■ 골형성촉진제
Teriparatide (포스테오 주, 릴리)
Teriparatide acetate (테리본, 동아에스티)

■ 기 타
Ossopan subsance (프로박스 에프 정, 진양)
Menatetrenon (글라케이 연질캡슐, 에스트라)

골관절염 치료 Treatment of Osteoarthritis

■ 히알루론산 (Hyaluronic acid)
Sodium hyaluronate (히루안 주, 플러스 주, 엘지화학)

■ BDDE 가교 히알루론산 나트륨 (BDDE cross-linked sodium hyaluronate)
BDDE cross-linked sodium hyaluronate gel (시노비안 주, 엘지화학)

■ 자가연골세포 (Autologus chondrocyte) 치료제
Autologus chondrocyte (콘드론 주, 세원셀론텍)

■ 줄기세포 (Mesenchymal stem cell) 치료제
Allogenic umblilical cord blood derived autologus chondrocyte (카티스템, 메디포스트)

■ 동종연골유래연골세포 + TGF-β1 유전자 도입 동종연골유래연골세포
인보사케이 주 (코오롱생명) : 세포유전자치료제

■ 생약제제 (Herbs)
신바로 캡슐 (녹십자, 흑두 외 5종)
레일라 정 (피엠지, 당귀 외 11종)

조인스 정 (에스케이케미칼, 위령선 외 3종)

■ 기 타
Chondroitin sodium sulfate (콘트로 캡슐, 안국)
Diacerhein (아트로다 캡슐, 명문)
Glucosamine sulfate (오스테민 캡슐, 주, 삼진)
Harpagophyti extract (싸이피놀 정, 하원)
S-Adenosyl-L-methionine sulfate-P-toluensulfonate
(사데닌 정, 초당)

류마티스관절염 치료 Treatment of Rheumatoid Arthritis
■ 질병완화항류마티스제제 (Disease modifying antirheumatic drugs, DMARDs)
◆ 항대사제(Antimetabolite)
Methotrexate (엠티엑스 정, 주, JW중외)

◆ 페니실라민유도체 (Penicillamine derivative)
Bucillamine (리마틸 정, 종근당)

◆ 항말라리아제 (Antimalarial)
Hydroxychloroquine (유마 정, 유한)

◆ 프로스타글란딘생성억제제 (Inhibitor of prostaglandin synthesis)
Sulfasalazine (사라조피린 EN 정, 일성)

◆ 면역억제제 (Immunosupressants)
Iguratimod (콜벳 정, 동아에스티)
Leflunomide (아라바 정, 사노피아벤티스)

■ 생물학제제 (Biologics)
◆ TNF-alpha 저해제 (TNF-alpha inhibitors)
Adalimumab (휴미라 주, 애보트 / 에자이)
Certolizumab Pegol (퍼스티맙 프리필드주, 오츠카)
Etanercept (엔브렐 주, 프리필드 주, 화이자)
Golimumab (심포니 프리필드시린지주, 얀센)
Infliximab (레미케이드 주, 얀센)

◈ Non TNF-alpha 저해제 (Non TNF-alpha inhibitors)
      Abatacept (오렌시아 주, 비엠에스)
      Rituximab (맙테라 주, 로슈)
      Tocilizumab (악템라 주, JW중외)

◈ JAK 저해제 JAK inhibitor)
      Tofacitinib (젤잔즈 정, 화이자)

■ 기 타
◈ IL-1 억제제
      Anakinra (키너렛 주, 희귀의약품센터)

통풍 치료 Treatment of Gout
■ 요산배설촉진제 (Uricosurics)
      Benzbromarone (유리논 정, 한림)
      Rasburicase (패스터텍 주, 사노피아벤티스)

■ 요산생성억제제 (Uric acid synthesis inhibitors)
      Allopurinol (자이로릭 정, 삼일)
      Febuxostat (페브릭 정, 에스케이케미칼)

■ 리소짐이동억제제 (Lysozyme migration inhibitors)
      Colchicine (콜킨 정, 유나이트)

근육이완제 Skeletal Muscle Relaxants
■ 중추적으로 작용하는 근육이완제 (Centrally acting muscle relaxants)
◈ 알파-2 교감신경효능약 (Alpha-2 agonist)
      Tizanidine (실다루드 정, 노바티스)

◈ GABA 유사체 (Gamma-aminobutyric acid analog)
      Baclofen (바라파 정, 하나)

◈ 항콜린작용 (Anticholinergic effect)
      Orphenadrine (오페락신 정, 주, 신풍)

◈ 기 타

    Afloqualone (아로베스트 정, 씨제이헬스케어)

    Chlorphenesin (릴렉시아 정, 유유)

    Chlorzoxazone (근속프 정, 일화)

    Eperisone (뮤렉스 정, 초당)

    Methocarbamol (명문 메토카르바몰 정, 주, 명문)

    Pridinol (콘락스 정, 주, 일성)

    Thiocolchicoside (무코릴 캡슐, 주, 건일)

    Tolperisone (미도캄 정, 한림)

    신풍 크라신 정 (신풍, acetaminiphen + chlorzoxazone)

    크라렉신 정 (크라운, chlorzoxazone + ethenzamide + caffeine)

    치오시나 정 (건일, thiocolochicoside + aesin)

■ 말초에 작용하는 근육이완제 (Peripherally acting relaxant)

    Dantrolene (아노렉스 캡슐, 유영)

■ 탈분극성신경근육억제제 (Depolarizing neuromuscular blockers)

    Suxamethonium (석시콜린 주, 일성)

■ 비탈분극성신경근육억제제 (Nondepolarizing neuromuscular blockers)

    Atracurium (아트라 주, 하나)

    Cisatrocurium (님벡스 주, 글락소스미스클라인)

    Galamine triethiodide (갈라신 주, 명문)

    Rocuronium (에스메론 주, 엠에스디)

근위축성측삭경화증 Amyotrophic Lateral Sclerosis (ALS), 루게릭 (Louis Gehrig) 병

■ Tetrodotoxin(TTX)-sensitive sodium channel blocker

    Riluzole (리루텍 정, 젠자임)

■ 줄기세포 (MSC) 치료제

    Autologous bone-marrow derived mesenchymal stem cell (뉴로나타-알 주, 코아스템) : riluzole과 병용

■ 기 타

    Ursodeoxycholic acid (유스뉴로솔루션, 유스팜)

콜린효능제 Cholinergics

Bethanechol (마이토닌 정, 알보젠)
Neostigmine (대한 네오스티그민메칠황산염 주, 대한)
Pyridostigmine (메스티논 정, 고려 / 피리놀 주, 명문)

항콜린제 Anticholinergics

Glycopyrrolate (명문 글리코피롤레이트 정, 모비눌 주, 명문)

기타 근, 골격계통약물

Chymopapain (디스켄 주, 신풍) : 요추간 디스크 탈출질환

08 피부계통약물

외용항생제 Topical Antibiotics

Mupirocin (박트로반 연고, 한올)
Silver sulfadiazine (실마진 크림, 동화)
Sod. fusidate (후시딘 겔, 연고, 동화)
바네포 연고 (대한, bacitracin+neomycin+polymyxin)

외용항진균제 Topical Antifungals

Amorolfine (로세릴 네일라카, 갈더마)
Butenafine (멘탁스 크림, 액, 영진)
Ciclopirox (로푸록스 겔, 네일라카, 한독)
Clotrimazole (카네스텐 크림, 산제, 바이엘)
Econazole (에코라 연고, 태극)
Efinaconazole (주블리아 외용액, 동아에스티)
Flutrimazole (나이트랄 크림, 일양)
Isoconazole (트라보겐 크림, 인비다)
Ketoconazole (니조랄 액, 얀센 / 안타나졸 크림, 신풍)
Lanoconazole (아스타트 연고, 알보젠)
Metronidazole (로섹스 겔, 갈더마)
Naftifine (엑소데릴 크림, 액, 일동)
Oxiconazole (실로스 산, 현대)
Sertaconazole (더모픽스 크림, 질정, 부광)
Sulconazole (엑셀덤 크림, 동국)
Terbinafine (라미실 크림, 덤겔, 외용액, 원스 외용액, 노바티스)
피엠정 액 (경남, salicylic acid+phenol+camphor)

외용항바이러스제 Topical Antivirals

Acyclovir (조비락스 크림, 동아에스티)

외용코티코스테로이드제제 Topical Corticosteroids

■ 단일제제
◈ 유순한 약물(IV)

Hydrocortisone (락티케어 에취 씨 크림, 글락소스미스클라인)
Dexamethasone propionate (덱사덤 크림, 환인)

◈ 보통정도 강한 약물(Ⅲ)

      Aclomethasone (알크로반 크림, 현대)

      Clobetasone (유모베이트 크림, 연고, 글락소스미스클라인)

      Desoxymethasone (에스파손 겔, 로오숀, 연고, 한독)

      Desonide (데스오웬 로오숀, 크림, 갈더마)

      Prednicarbate (더마톱 액, 크림, 연고, 한독)

◈ 강력한 약물(Ⅱ)

      Amcinonide (비스덤 크림, 에스케이케미칼)

      Budesonide (로지나 크림, 부광)

      Diflorasone (디프라 크림, 명문)

      Fluocinonide (라이덱스 크림, 종근당)

      Methylprednisolone (아드반탄 연고, 바이엘)

      Mometasone (라벨리아 로오숀, 크림, 태극)

      Triamcinolone acetonide (트리코트 크림, 동광)

◈ 가장 강력한 약물(Ⅰ)

      Clobetasol (더모베이트 액, 연고, 글락소스미스클라인)

      Diflucortolone (네리소나 연고, 바이엘)

      Halcinonide (베로단 연고, 동성)

◈ 기 타

      Difluprednate (리베카 크림, 고려)

      Fluticasone propionate (큐티베이트 크림, 글락소스미스클라인)

      Hydrocortisone-17-valerate (하이티손 크림, 하원)

      Prednisolone valerate acetate (리도멕스 크림, 로오숀, 삼아)

◈ 복합제제

  • 코티코스테로이드 + 항생제 또는 항진균제

      팍스킨 연고 (청계, clobetasol + neomycin + nystatin)

      새로겐타 연고 (안국, betamethasone dipropionate + gentamicin)

      쎄레스톤지 크림 (유한메디카, betamethasone valerate + gentamicin)

      캄비손 소프트 크림 (한독, prednisolone + neomycin)

      트라보코트 크림 (바이엘, diflucortolone + isoconazole)

라벤다 크림 (에이프로젠, betamethasone + gentamicin + clotrimazole)

에코론 크림 (한미, triamcinolone + econazole)

- 코티코스테로이드 + 기타
  복합 마데카솔 연고 (동국, hydrocortisone + neomycin + cetella asiatica ext.)

여드름 치료 Treatment of Acne

■ 정균 및 각질용해제 (Bacteristatic & keratolytic agents)
Azelaic acid (아젤리아 크림, 바이엘)
Benzoyl peroxide (브레복실 겔, 글락소스미스클라인)
Adapalene (디페린 겔, 크림, 갈더마)
Isotretinoin (로아큐탄 연질캡슐, 로슈)
Tretinoin (스티바에이 크림, 글락소스미스클라인)

■ 항생제 (Antibiotics)
Clindamycin (크레오신티 외용액, 한독)
Nadifloxacin (나딕사 크림, 부광)

■ 복합제제
듀악 겔 (글락소스미스클라인, benzoyl peroxide + clindamycin)
에이클리어 연고 (동성, sulfur + zinc oxide + resorcinol + glycyrrhetic aicd)

■ 기 타
사스티드 비누 (글락소스미스클라인, salicylic acid + sulfur precipitated)

건선 치료 Treatment of Psoriasis

■ 비타민 D 유도체
Calcipotriol (다이보넥스 연고, 크림, 레오파마)
Tacalcitol (본알파 로오션, 크림, 연고, 일성)

■ 2세대 retinod
Acitretin (네오티가손 캡슐, 종근당)

■ 생물학적제제 (Biologics)
◈ 단클론항체 (Monoclonal antibodies)
Efalizumab (랍티바 주, 머크)
Infliximab (레미케이드 주, 얀센)
Ustekinumab (스텔라리 주, 얀센)

◈ 퓨전 단백질 (Fusion protein)
Alefacept (아메비브 주, 엘지화학)
Etanercept (엔브렐 주, 화이자)

지루성피부염 치료 Treatment of Seborrheic Dermatitis
■ 코티코스테로이드제제
Clobetasol (더모베이트 액, 글락소스미스클라인)

■ 항진균제 (Antifungals)
Ketoconazole (니조랄 액, 얀센)

■ 기 타
Coal tar (타메드 액, 글락소스미스클라인)

탈모증 치료 Treatment of Alopecia
■ 경구제
◈ 5-alpha reductase inhibitor
Finasteride (프로페시아 정, 엠에스디)

■ 외용제
Alfatradiol (엘-크라넬 알파 액, 갈더마)
Minoxidil (마이녹실 액, 현대)

상처 및 궤양회복제 Wound and Ulcer Healing Agents
■ 세포치료제, 피부각질세포(Keratinocptes)
Allogenic keratinocytes (칼로덤, 테고사이언스)
Autologous keratinocytes (홀로덤, 태고사이어스)

■ 섬유배아세포 (Fibroblast)
Trafermin (피블라스트 스프레이, 대웅)

■ 사람 표피성장인자 Human epdermal growth factor (EGF)

Human epdermal growth factor (이지에프 새살 연고, 외
용액, 더말 솔루션, 대웅)

■ 기 타

Beta-sitosterol (미보 연고, 동화)
Centella asiatica extr.(마데카솔 정, 분말, 첨부제, 연고, 동국)
Dexpanthenol (비판텐 연고, 바이엘)
Hyaluronic acid (코네티비나 겔, 후파르마)
Mefenide (메페드 크림, 유니팜)
Polydeoxyribonucleotide sod. (플라센텍스 주, 파마리서치)
Tyrithricin (티로서 겔, 알리코)
벤트락스 겔 (태극, heparin + cepae ext. + allantoin)
스티모린 크림 (신일, triticum vulgare tissues ext. +
phenoxyethanol)

아토피피부염 치료 Treatment of Atopic Dermatitis

Tacrolimus (프로토픽 연고, 아스텔라스)
Pimecrolimus (엘리델 크림, 대웅)

각질용해제 Keratolytics

Imiquimod (알다라 크림, 동아에스티) : 사마귀, 첨형 콘딜
로마 치료 등
Salicylic acid (신신 티눈밴드, 신신)
두오필름 겔 (글락소스미스클라인, salicylic acid + lactic
acid)
베루말 액 (동아에스티, fluorouracil + salicylic acid)

방부제 및 소독제 Antiseptics and disinfectants

Policresulen (알보칠 콘센트레이트액, 에스트라)
Povidone iodine(베타딘 액, 현대)
Triclocarban(솔박타 액, 보령)

과색소침착 치료 Treatment of Hyperpigmentation

Hydroquinone (도미나 크림, 태극)
Kojic acid (랑스 크림, 동성)

트리루마 크림 (갈더마, tretinoin + fluocinolone + hydroquinone)

이와 옴 치료 Treatment of Scabicides and Pediculicides

Lindane (γ- Benzene hexachloride, 감마린 액, 크림, 태극)
Crotamiton (유락신 연고, 녹십자)
감마린 디 액 (태극, pyrethrin + piperonyl butoxide)

다한증 치료 Treatment of Hyperhidrosis

Aluminum chloride hexahydrate (드리클로 액, 글락소스 미스클라인)
Glycopyrrolate (스웨트롤 패드액, 퍼슨)

기타 피부계통약물

Methoxsalen (메토렌 연고, JW신약) 심상성 백반
Thioglycollic acid (니크린 크림, 일동) : 제모제
Ingenol mebutate (피카토 겔, 레오파마) : 광선 각화증
반질 크림 (동성, urea + squalene + tocopherol) : 지장각
피증(주부습진의 건조형) 등

09 비뇨생식기계통약물

방광질환 치료 Treatment of Bladder Diseases

■ 과민성 방광 (Overactive bladder, OAB)

◈ 항무스카린제 (Antimuscarinics)
　　　Imidafenacin (유라토스 정, 종근당)
　　　Fesoterodine (토피애즈 서방정, 화이자)
　　　Solifenacin (베시케어 정, 아스텔라스)
　　　Tolterodine (디트루시톨 에스알 정, 화이자)
　　　Trospium (스파스몰리트 당의정, 부광)

◈ 향근육성 이완제 (Musculotropic relaxants)
　　　Flavoxate (제일 스파게린 정, 제일)
　　　Oxybutynin(디트로판 정, 동화/라이리넬 오로스 서방정, 얀센)
　　　Propiverine(비유피-포 정, 제일)

◈ 선택적 β3-수용체 효능제 (Selective β3-receptor agonist)
　　　Mirabegron (베타미가 정, 아스텔라스)

◈ Clostridium botulinum
　　　Botulinum A toxin (BTX-A, 보톡스 주, 앨러간)

■ 기 타
　　　Pentosan polsulphate sod. (엘미론 캡슐, 제이텍바이오젠)
　　　: 간질성 방광염에 의한 방광통, 배뇨곤란
　　　Lyophilized bacterial lysate (유로박솜 캡슐, 아주) : 재발
　　　성 또는 만성 요로감염

여성질환 관련약물 Drugs Related to Female Diseases

■ 분만유도제 [Labor inducers (=Utertonics, Oytocics)]

◈ 옥시토신 유사체 (Oxytocin analogs)
　　　Carbetocin (듀라토신 주, 페링)
　　　Synthetic oxytocin (중외 옥시토신 주, JW중외)

◈ 프로스타글란딘 E2 유사체 (Prostaglandin E2 analogs)
　　　Dinoprostone (프로페스 질서방정, 부광)
　　　Sulprostone (나라돌 500 주, 바이엘)

◈ 맥각알카로이드제 (Ergot alkaloid)
  Methylergonovine (유니덜진 정, 유나이티드 / 에르빈 주, 대원)

■ 분만지연제 [Labor repressants (Tocolytics)]
◈ 베타-2 수용페 효능제 (Beta-2 adrengic receptor agonist)
  Ritodrine (라보파 주, 서방캡슐, JW중외)

◈ 옥시토신과 바소프레신 저해제 (Inhibitor of oxytocin and vasopressin)
  Atosiban (트랙토실 주, 페링)

■ 세정액 (Detergents)
  Aminoacetic acid (지노덱스 액, 영진)
  Povidone iodine (지노베타딘 질세정액, 좌제, 먼디파마)

■ 질정과 크림 (Vaginal suppositories and creams)
  Clindamycin phosphate (크레오신 질크림, 화이자)
  Clotrimazole (카네스텐 1 질정, 질정, 산제, 크림, 바이엘)
  Econazole sulfosalicylic acid (에세리움 질좌제, 크림, 현대)
  Vitamin C (바지씨 질정, 명문)
  세나서트 질정 (알보젠, aminoacridine 외 2종)
  지노-브이 연질캡슐 (유니메드, neomycin + nystatin + polymyxin B)

남성관련약물 Drugs Related to Male

■ 양성전립선질환 치료 (Benign prostatic hyperplasia, BPH)
◈ 5-알파환원효소저해제 (5-alpha reductase inhibitor)
  Dutasteride (아보다트 연질캡슐, 글락소스미스클라인)
  Finasteride (프로스카 정, 엠에스디)

◈ 알파-1 교감신경차단제 (Alpha-1 adrenergic blocking agents)
  Alfuzosin (자트랄 엑스엘 정, 한독)
  Doxazosin (카두라 엑스엘 정, 화이자)
  Silodosin (트루패스 캡슐, JW중외)
  Tamsulosin (하루날 캡슐, 아스텔라스)
  Terazosin (하이트린 정, 일양)

◈ 선택적 알파-1 교감신경차단제 (Selectiive alpha-1 adrenergic blocking agent)
    Naftopidil (플리바스 정, 동아에스티)

◈ PDE-5 저해제 (Phosphodiesterase-5 inhibitors)
    Tadalafil 5mg (시알리스 정 5mg, 릴리)
    구구 탐스 캡슐 (한미, tadaafil + tamsulosin)

◈ 프로제스틴 (Progestins)
    Allylestrenol(퍼세린 정, 한화)
    Chlormadinone (푸로스탈 엘 서방정, 동아에스티)

◈ 생약제제 (Herbs)
    Cucurbita semen oil ext. (카리토 연질캡슐, 일동)
    Serenoa repens (쏘메토 연질캡슐, 팜비오)
    세닐톤 정, 연질캡슐 (동구, cernitin 외)

■ **발기부전 치료 (Treatment of Erectile dysfunction, ED)**
◈ 프로스타글란딘 E1 유사체 Prostaglandin E1 analog)
    Alprostadil (카버젝트 주, 화이자)

◈ PDE-5 저해제 (Phosphodiesterase-5 inhibitors)
    Avanafil (제피드 정, JW중외)
    Mirodenafil (엠빅스 정, 엠빅스에스 구강붕해필름, 에스케이케미칼)
    Sildenafil (비아그라 정, 엘 구강붕해필름, 화이자)
    Tadalafil (시알리스 정, 릴리)
    Vardenafil (레비트라 정, 구강정, 바이엘)
    Udenafil (자이데나 정, 동아에스티)

◈ 기 타
    스텐드로 주 (신풍, papaverine + alprostadil + phentolamine)

■ **조루증 치료 (Treatment of premature ejaculation)**
◈ 선택적 세로토닌 재섭취차단제 (Selective serotonin reuptake inhibitor)
    Dapoxetine (프릴리지 정, 얀센)

◈ 국소마취제(Local anesthetics)

　　　　Benzocaine (롱맨 크림, 대웅)

　　　　Lidocaine (비엠 겔, JW신약 / 사노바 스프레이, 주사, 명문 / 구주 제이액, 구주)

10 신장계통약물

만성신장질환 Chronic Kidney Disease, CKD

■ **고인산혈증 (Hyperphosphatemia)**

◈ 인 바인더 (Phosphate binder)

· 칼슘 함유

　　Calcium acetate (포슬로 정, 한올)

· 칼슘 비함유

　　Lanthanum carbonate (포스레놀 정, JW중외)

　　Sevelamer carbonate (렌벨라 산, 정, 사노피아벤티스)

　　Sevelamer HCL (레나젤 정, 코와하코기린)

■ **고칼륨혈증 (Hyperkalemia)**

　　Calcium polystyrene sulfonate (카리메트 과립, 산, 알보젠 / 네스티칼 현탁액, 엘지화학)

■ **저칼슘혈증 (Hypocalcemia)**

　　Calcium gluconate (중외 글루콘산칼슘 주, JW중외)

■ **산성증 (Acidosis)**

　　Potassium citrate (유로시트라액, 산, 서방정, 팜비오)

　　Sodium bicarbonate (대원 탄산수소나트륨 주, 대원)

만성신질환에 의한 이차성 부갑상선기능항진증 Chronic Kidney Disease-Secondary Hyperparathyroidism

■ **비타민 D 제제**

　　Calcitriol (본키 주, 유유)

　　Paricalcitol (젬플라 주, 애브비)

■ **칼슘유사체 (Calcimimetics)**

　　Cinacacet (레그파라 정, 코와하코기린)

복막투석액 Peritoneal Dialytics

　　다이아닐피디-투액 (박스터, dextrose + cal. chloride + mag. chloride + sod. chloride + sod. lactate)

씨에이피디-17 밸런스 복강투석액 (프레제니우스, glucose + cal. chloride + mag. chloride + sod. chloride + sod. lactate)

페리시스 투백 (보령, sod. chloride + sod. lactate + cal. chloride + mag. chloride)

헤모졸비제로액 (박스터, mag. chloride + sod. chloride + sod. bicarbonate + sod. lactate + cal. chloride)

기타 신장계통약물

Methoxy polyethylene glycol-epoetin (미쎄라 프리필드 주, 로슈) : 만성 신질환 환자의 증후성 빈혈

Spherical absorptive carbon (구형흡착탄, 씨제이 크레메진 세립, 씨제이헬스케어) : 요독증

네프리스 에스 정 (우리들, hippocastani semen ext. 외)

레날민 정 (일동, ascorbic acid + biotin + cal. patothenate)

11 안과계통약물

녹내장 치료 Treatment of Glaucoma

■ 방수생성억제 (Aqeous humor synthesis inhibition)

◆ 이뇨제-탈탄산효소억제제제 (Carbonic anhydrase inhibitors)

> Brinzolamide (아좁트 점안액, 알콘)
> Dorzolamide (트루솝 점안액, 엠에스디)
> Methazolamide (메조민 정, 비씨월드)

◆ 베타교감신경차단제 (Beta-adrenergic blocking agents)

> Betaxolol (베톱틱 점안액, 알콘)
> Carteolol (미케란 점안액 1%, 2%, 오츠카)
> Levobunolol (베타간 점안액, 엘러간)
> Nipradilol (하이파딜 점안액, 현대)
> Timolol (티모프틱 점안액, 티모프틱 엑스이 점안액, 엠에스디)
> 간포트 점안액(엘러간, timolol + bimatoprost)
> 듀오트라브 점안액(알콘, timolol + travoprost)
> 잘라콤 점안액 (화이자, timolol + latanoprost)
> 코솝 점안액 (엠에스디, timolol + dorzolamide)
> 콤비간 점안액 (엘러간, timolol + brimonidine)

■ 방수배출촉진 (Aqeous humor excretion stimulation)

◆ 부교감신경흥분제 (Parasympathomimetic agents)

> Pilocarpine (오큐카르핀 점안액, 삼일엘러간)

◆ 교감신경흥분제(Sympathomimetic agents)

> Apraclonidine (아이오피딘 점안액, 알콘)
> Brimonidine (알파간 점안액, 삼일)

■ 프로스타글란딘 유사체(Prostaglandin analogs)

> Bimatoprost (루미간 점안액,삼일)
> Latanoprost (잘라탄 점안액, 화이자)
> Tafluprost (타플로탄 점안액, 산텐)
> Travoprost (트라바탄 점안액, 알콘)

백내장 치료 Treatment of Cataract

    Azapentacene (퀴낙스 점안액, 알콘)
    Bendazac lysine (벤디라민 정, 국제)
    Catalin sod. (카타 점안액, 유니메드)
    Pirenoxine (가리유니 점안액, 태준)
    한불 루비요비트 점안액 (레고켐, rubidium iodide 외)
    비스코트 점안액 (알콘, hyaluronate + chondroitin sulfate)
    큐아렌 점안액 (삼일엘러간, sod. Iodide 등)

산동제 Mydriatics

■ 부교감신경차단제 (Parasympatholytic agents)
    Atropine (아트로핀 점안액, 알콘)
    Cyclopentolate (오큐시클로 점안액, 삼일엘러간)
    Homatropine (오큐호마핀 점안액, 삼일엘러간)
    Tropicamide (오큐트로핀 점안액, 삼일엘러간)
    미드린-피 점안제 (태준, tropicamide + phenylephrine)

■ 교감신경흥분제 (Sympathomimetic agents)
    Phenylephrine (미드후린 점안액, 알콘)

축동제 Miotics

    Acetylcholine (마이오콜-E 주, 바슈롬)
    Carbachol (마이오스타트 주, 알콘)

안구건조증 치료 Treatment of Dry Eye

■ 항염증제 (Antiinflammatory agent)
    Cyclosporine (레스타시스 점안액, 삼일)

■ 눈물생성촉진제, Uridine nucleotide analog, P2Y2 수용체 길항제
    Diquafosol tetrasodium (디쿠아스, 에스 점안액, 산텐)

■ 인공누액 (Artificial tear)
◈ Methylcelluose base, povidone, polyvinyl alcohol(PVA) 등 계면활성제
    Cetrimide (옵타젤 점안액, 삼일)
    Polyvinyl alcohol (리퀴필림 점안액, 삼일)

씨카프로텍 점안액 (아주, dexpanthenol + polyvinyl
　　alcohol)
티얼즈 내츄럴 프리 점안액 (알콘, hydroxypropyl
　　methylcellulose + dextran)
티얼즈 내츄럴 II 점안액 (알콘, hydroxypropyl
　　methylcellulose + dextran + polyquad)
티얼즈 내츄럴 점안액 (알콘, hydroxypropyl
　　methylcellulosed 등)
하이포티어스 플러스 점안액 (시바비젼, povidone +
　　bezalkonium)

◈ Hyaluronic acid
　　Hyaluronate sod. (라큐아 점안액, 삼일)

■ 안연고 (Opthalic ointment)
　　Lanolin (오큐티얼즈 안연고, 삼일)

항알러젠점안액 Antiallergic Eye Drops

■ 비만세포안정화제 (Mast cell stabilizers)
　　Isospaglutamic acid (=sod. N-acetylasparyl glutamate,
　　나박 점안액, 삼일)
　　Sod. cromolygate (비비드린 점안제, 한불바이오)

■ 항히스타민제 (Antihistamines)
　　Alcaftadine (라스타카프 점안액, 엘러간)
　　Azelastine (아제란 점안액, 태준)
　　Bepotastine (타리온 점안액, 동아에스티)
　　Epinastine (릴레스타트 점안액, 엘러간)
　　Levocabastine (리보스틴 점안액, 얀센)
　　Olopatadine (파타놀 점안액, 알콘)

■ 항히스타민작용+비만세포안정화제 (Antihistaminic action+Mast
cell stabilizer)
　　Acitazanolast (알러쿨 점안액, 한미)
　　Ketotifen (자디텐 점안액, 알콘 / 자디텐 옵타 에스디유 점
　　안액, 노바티스)
　　Pemirolast (알레기살 점안액, 태준)
　　Tranilast (크릭스 점안액, JW신약)

비스테로이드성항염제 점안액 NSAIDs eye drops

Bromfenac (브로낙 점안액, 태준)

Diclofenac (볼타렌 에스디유 0.1% 점안액, 알콘)

Ketorolac tromethamine (아큐라 점안액, 삼일엘러간)

Pranoprofen (프라노푸린 점안액, JW신약)

코티코스테로이드점안액 Corticosteroidal eye drops

Dexamethasone sod. phosphate (맥시덱스 안연고, 점안액, 알콘)

Fluorometholone (후메론 점안액, 한림)

Prednisolone (옵타란 점안액, 유니메드)

Loteprednol etabonate (로테맥스 점안액, 바슈롬 / 일동)

Rimexolone (벡솔 점안액, 알콘)

맥시트롤 점안액, 안연고 (알콘, dexamethasone + neomycin + polymixin B sulfate)

오클렉스 점안액 (한림, dexamethasone + tobramycin)

후메론 플러스 점안현탁액 (한림, fluorometholone + tetarhydrozoline)

항미생물제점안액 Antimicrobial Eye Drops

■ 항생제 (Antibiotics)

Ciprofloxacin (씨프러스 점안액, 대웅)

Gentamicin (오큐겐타 점안액, 삼일엘러간)

Levofloxacin (크라비트 점안액, 산텐)

Lomefloxacin (로메프론 안과이과용액, JW신약)

Moxifloxacin (비가목스 점안액, 알콘)

Norfloxacin (노르프로 점안액, 동구바이오)

Ofloxacin (태준 타리비드 안연고, 점안액, 태준)

Tobramycin (오큐라신 점안액, 삼일)

Tosufloxacin (동아 오젝스 점안액, 동아에스티)

신도톱 플러스 점안액(국제, sulfamethoxazole + dipotassium glycyrrhizinate + azulene + aminoethyl sulfonic acid)

테라마이신 안연고 (oxytetracycline + polymyxin B, 화이자)

■ 항바이러스제 (Antivirals)

Ganciclovir (버간 점안겔, 삼일)

Trifluridine (오큐플리딘 점안액, 삼일엘러간)

■ **항진균제 (Antifungals)**
Natamycin (pimaricin, 나타신 점안현탁액, 희귀의약품센터)

황반변성 치료 Treatment of Macular Degeneration

■ **치료적 항체**
◆ VEGF-A and VEGF-B 억제제
Aflibercept (아일리아 주, 바이엘)

◆ VEGF-A 억제제
Ranibizumab (루센티스 주, 노바티스)

■ **스테로이드제**
Dexamethasone (오저덱스이식제, 앨러간)
Triamcinolone acetonide (마카이드 주, 한미)

■ **광역학요법제**
Verteporfin (비쥬다인 주, 노바티스)

당뇨병성망막증 치료 Treatment of Diabetic Retinopathy

Troxerutin (세라틴 점안액, 한림)
Vaccinium myrtillus ext. (타겐 에프 연질캡슐, 국제)

마취제 Anesthetics

Proparacaine (알카인 점안액, 알콘)

기타 안과계통약물

Fluorescein sod. (노바티스플루오레세인 주, 노바티스) : 혈
관조영, 혈관검사 등 진단
Sod. hyaluronate (마이크로비스크 주, 지원메디칼) : 백내
장 수술
Solcoseryl 120 concentrate (솔코린 점안겔, 액, 한림) : 각
막궤양 등
메디톡신 주 (메디톡스, clostridium botulinium toxin +
human serum albumin + sod. chloride) : 양성눈꺼풀
경련 등

12 이비인후과계통약물

■ 항생제 (Antibiotics)

    Ciprofloxacin (시프레닛 점이액 0.2%, 삼오)

    Ofloxacin (타리비드 이용액, 제일)

    싸이록사신 점이현탁액 (JW신약, ciprofloxacin + hydrocortisone)

    실로덱스 점이현탁액 (알콘, ciprofloxacin + dexamethasone)

■ 기 타

    실비도 정 (한풍, ethylaminobenzoate 외 7종)

■ 항알러지제 (Antiallergen agents)

    Azelastine (아젭틴 비액, 부광)

■ 비충혈제거제 (Nasal decongestants)

    Oxymetazole (레스피비엔 액, 제일)

    Xylometazoline (오트리빈 비강분무액, 노바티스)

■ 항콜린제 (Anticholinergics)

    Ipratropium bromide (리노벤트 비액, 한림)

■ 비만세포안정화제 (Mast cell stabilizer)

    Sodium cromoglycate (클레신 비액, 한림)

■ 코티코스테로이드 코약 (Nasal corticosteroids)

    Beclomethasone dipropionate (나소벡아쿠어스 액, 제이텍)

    Budesonide (유한 풀미코트 비액, 유한)

    Ciclesonide (옴나리스 나잘스프레이, 아스트라제네카)

    Fluticasone propionate (후릭소나제 코약, 일성)

    Mometasone (나자티브 나잘 스프레이, 한림)

    Triamcinolone(나자코트 비액, 한화)

■ **기타 복합제제**
　　나리스타 에스 점비액 (삼천당, chlorpheniramine +
　　naphazoline 등)

항알러지제 Antiallergics

■ **항히스타민제 (Antihistamines)**

◈ 1세대 (1st generation)

• Alkylamines
　　Chlorpheniramine (페니라민 정, 주, 유한)

• Ethanolamines
　　Clemastine (마스질 정, 태극)

• Phenothiazines
　　Mequitazine (프리마란 시럽, 정, 부광)

• Piperazines
　　Hydroxyzine (유시락스 정, 주, 시럽, 유한)
　　Oxatomide (옥사틴 정, 영진)

• Piperidines
　　Piprinhydrinate (푸라콩 정, 주, 영진)

• 미분류 (Unclassified)
　　Emedastine (레미코트 서방캡슐, 코오롱)

◈ 2세대 (2nd generation)

• Piperazines
　　Cetirizine (지르텍 액, 정, 시럽, 유씨비)
　　Levocetirizine (알러반 정, 액, JW신약)
　　코싹 정 (한미, cetirizine + pseudoephedrine)

• Piperidines
　　Bepotastine (타리온 정, 동아에스티)
　　Desloratidine (에리우스 정, 엠에스디)
　　Ebastine (에바스텔 정, 보령)
　　Fexofenadine (알레그라 정, 한독)

이 비 인 후 과 계 통 약 물 12

Loratidine (클라리틴 정, 시럽, 바이엘)
스니코 캡슐 (유한, loratadine + pseudoephedrine)
알레그라디 정 (한독, fexofenadine + pseudoephedrine)
리노에바스텔 정 (보령, ebastine + pseudoephedrine)

- 미분류 (Unclassified)
  Azelastine (아젤틴 정, 부광)
  Epinastine (알레지온 정,베링거인겔하임)
  Olopatadine (알레락 정, 대웅)
  Mizolastine (미졸렌 정, 부광)
  Rupatadine (루파핀 정, 안국)

■ 항류코트리엔제 (Anti-leukotrienes) Leucotriene receptor antagonists
  Montelukast (싱귤레어 정, 츄정, 세립, 엠에스디)
  Pranlukast (프라네어 캡슐, 에스케이케미칼)
  Petasites hybridus CO2 ext. (코살린 정, 일성)
  Zafirlukast (아콜레이트 정, 아스트라제네카)
  몬테리진 캡슐 (한미, montelukast + levosetirizine)

■ 항히스타민작용 + 비만세포안정화제 (Antihistamin effect + mast cell stabilizer)
  Ketotifen (자디텐 정, 시럽, 노바티스)
  Pemirolast (알레기살 정, 드라이 시럽, 현대)
  Tranilast (리자벤 캡슐, 세립, JW중외)

■ 충혈제거제 (Decongestants)
  Pseudoephedrine (슈다페드 정, 액, 삼일)
  액티피드 정, 시럽 (삼일, pseudoephedrine + triprolidine)
  콜민에이 정, 엘릭사 (영진, pseudoephedrine + bromopheniramine)

■ 기타 복합제제
  다이오친 에프 정 (삼아, chlorpheniramine 외 5종)
  오로친 에스 정 (유유, chlorpheniramine 외 2종)

13 치구강계통약물

구강소독약 Oral Disinfectants

Benzothonium (케어 가글 액, 한미)

레모신 에프 트로키 (일동, cetrimonium + lidocaine + thyrotricin)

쿠올케어트로키 (새한, cetylpyridinium + platycodon root)

구취제거제

Copper sodium chlorophylline (스토존 정, 팜비오)

치주질환 치료 Treatment of Peridontal Disease

인사돌 플러스 정 (동국, zea mays ext. 외)

이가탄 캡슐 (명인, carbazochrome + ascorbic acid coated + tocopherol succinate + lysozyme)

이세탁스 액 (동화, rhatany tinc. + chamomilla tinc. 등)

카미스타드 겔 (진양, chamomilla tinc. + thymol + lidocaine)

치은염, 구내염 치료 Treatment of Gingivitis and Stomatitis)

■ 코티코스테로이드(Corticosteroids)

Triamcinolone (오라메디 연고, 동국 / 아프타치 정, 동화)

■ 항생제(Antibiotics)

Minocycline (미노클린 치과용 연고, 동국)

■ 비스테로이드성 항염제

Diclofenac (아프니벤큐 액, 코오롱)

■ 기 타

Benzydamine (탄툼 액, 삼아)

Dexaltin NK (페리덱스 연고, 녹십자)

덴트헤스연고 (동구바이오, hinokitol + allantoin + cetylpyridinium 등)

에드먹 연고 (후파르마, Mentha herb + anemarrhena rhizome 등)

터치메드 연고 (동화, glycyrrhetic acid + azulene sod. sulfonate + cetylpyridinium chloride)

구강건조증 Drymouth (Xerostomia)

드라이문트 겔 (동아, sodium chloride 외 3종)

제로바 액 (피케이원팜, carboxylmethylcellulose + sod. chloride 등)

기타 치구강계통약물

Benzydamine (탄툼 액, 베르데네블라이저, 삼아 / 디프람 스프레이, 엔엠) : 염증치료

더존 오팔레센스에프 겔 (더존월드, carbamide peroxide + sod. fluoride) : 치아미백

리그노스판 스탠다드 주 (신흥, lidocaine + epinephrine)

모겐쿨 스프레이 (대웅, cetylpyridinium chloride + azulene)

시린메드 치약 (부광, cal. phosphate + colloidal silicon dioxide) : 시린이

잇치 액, 페이스트 (동화, ratanhia tinc. + chamomile tinc. + myrrh tinc.)

14 항미생물약물

■ **페니실린계(Penicillins)**

◈ **반합성페니실린(Semi-synthetic penicillins)**
  • 경구제
        Ampicillin (앰씰린 캡슐, 종근당)
        Amoxicillin (곰씰린 캡슐, 대웅)

  • 주사제
        Ampicillin (펜브렉스 주, 영진)

◈ **페니실린분해효소내성 페니실린 (Penicillinase-resistant penicillins)**
  • 주사제
        Nafcillin (보령 나프실린나트륨 주, 보령)

◈ **페니실린분해효소 저해제(Penicillinase inhibitors)**
        Sultamicillin tosylate (유나신 정, 화이자)

◈ **페니실린 또는 세팔로스포린+페니시린분해효소저해제 (PCN or CPN + penicillinase inhibitor)**
        설페라존 주 (화이자, cefoperazone + sulbactam)
        오구멘틴 정, 시럽, 주 (일성 / 그락소스미스클라인,
          amoxicillin + clavulanate)
        유나신 주 (화이자, ampicillin + sulbactam)
        타조신 주 (제일 / 화이자, piperacillin + tazobactam)
        티오크라 주 (삼성, ticarcillin + clavulanate)

◈ **항슈도모나스 페니실린 (Antipseudomonal penicillins)**
        Piperacillin (아코펙스 주, 유한)

■ **카바페남계 (Carbapenems)**
        Dorifenem (피니박스 주, 일동)
        Ertapenem (인반즈 주, 엠에스디)
        Meropenem (메로페넴 주, 중외)
        티에남 주 (엠에스디, imipenem + cilastatin)

■ 세팔로스포린계(Cephalosporins, Cephems)
◈ 1세대 (1st generation)
  • 경구제 (주사제)
      Cefadroxil (듀리세프 정, 캡슐, 건조시럽, 보령)
      Cefatrizine (세프로 캡슐, 신풍)
      Cefroxadine (타이록신 캡슐, 삼진)
      Cephalexin (케파신 캡슐, 유한)
      Cephradine (한미 세프라딘 캡슐, 주, 한미)
      Methyl cephalexin lysinate (메섹신 정, 캡슐, 한림)

  • 주사제
      Cefazolin (세파메진 주, 동아에스티)
      Cefazedone (파제론 주, 한림)
      Cephalothin (케푸린 주, 대웅)

◈ 2세대 (2nd generation)
  • 경구제 (주사제)
      Cefaclor (시클러 캡슐, 건조시럽, 대웅)
      Cefprozil (세프로질 정, 건조시럽, 건일)
      Cefuroxime axetil (진네트 정, 일성)

  • 주사제
      Cefminox (메이세린 주, 영진/유유)
      Cefotetan (야마테탄 주, 제일)
      Cefoxitin (파세틴 주, JW중외)
      Cefuroxime sod (알포린 주, 일성)
      Cefotiam (폰티암 정주, 한미)

◈ 3세대 (3rd generation)
  • 경구제
      Cefatrizine (세파디핀 캡슐, 건조시럽, 삼아)
      Cefdinir (옴니세프 캡슐, 소아용세립, 제일)
      Cefditoren (메이액트 정, 세립, 보령)
      Cefetamet (세페신 정, 유나이티드)
      Cefixime (슈프락스 캡슐, 세립, 동아에스티)
      Cefpodoxime (바난 정, 건조시럽, 씨제이헬스케어)
      Cefteram (토미론 정, 세립, 한올)

Ceftibuten (세프템 캡슐, 건조시럽, 일동)
Cefcapene (후로목스 정, 소아용세립, 일동)

- 주사제
  Cefbuperazone (한올 토미포란 주, 한올)
  Cefmenoxime (메녹씸 정주, 삼성)
  Cefodizime (뉴디짐 주, 대웅)
  Cefoperazone (세포박탐 주, 한미)
  Cefotaxime (크라포란 주, 한독)
  Cefpiramide (세프피란 주, 유한)
  Ceftazidime (포텀 주, 일성)
  Ceftizoxime (에포세린 주, 동아에스티)
  Ceftriaxone (로세핀 주, 로슈)
  Flomoxef (후루마린 주, 일동) oxacephem

◈ 4세대 (4th generation)
  - 주사제
    Cefepime (맥스핌 주, 보령)

■ 모노박탐계 (Monobactam)
    Aztreonam (메소팜 주, 프라임)

■ 퀴놀론계(Quinolones)
◈ 2세대
    Ciprofloxacin (씨프로바이 정, 주, 바이엘)
    Lomefloxacin (로맥사신 캡슐, 코오롱)
    Norfloxacin (박시달 정, 캡슐, 종근당)
    Ofloxacin (제일 타리비드 정, 제일)
    Pefloxacin (키신달 정, 씨엠지)

◈ 3세대
    Balofloxacin (큐록신 정, JW중외)
    Levofloxacin (제일 크라비트 정, 주, 제일)
    Tosufloxacin (오젝스 정, 에스케이케미칼)
    Zabofloxacin (자보란테 정, 동화)

◈ 4세대
　　Gemifloxacin (팩티브 정, 일동)
　　Moxifloxacin (아벨록스 정, 주, 종근당)

■ 아미노글리코사이드계 (Aminoglycosides)
◈ Streptomyces (-mycin)
　　Kanamycin (유한 카나마이신황산염 주, 유한)
　　Amikacin (동아 아미카신황산염 주, 동아에스티)
　　Arbekacin (하베카신 주, JW중외)
　　Tobramycin (트로나마이신 주, 국제)

◈ Micromonospora (-micin)
　　Gentamicin (건일 겐타신 주, 건일)
　　Isepamicin (유한 이세파마이신 주, 유한)
　　Netilmicin (건일 네틸마이신 주, 건일)
　　Sisomicin (엑소마이신 주, 삼진)

◈ 기 타
　　Micronomicin (큐레신 주, 신풍)
　　Ribostamycin (국제 리보스타마이신 주, 국제)

■ 마크로라이드계 (Macrolides)
◈ 미 FDA 승인
　　Azithromycin (지스로맥스 정, 주, 시럽, 화이자)
　　Clarithromycin (클래리시드 필름코팅정, 엑스엘서방정, 건
　　　　조시럽, 정주, 애보트)
　　Dirithromycin (다이나백 정, 대웅)
　　Roxithromycin (루리드 정, 소아용 현탁정, 한독)

◈ 유럽과 일본에서만 사용
　　Kitasamycin (슈넬 로이고마이신 정, 캡슐, 에이프로젠)
　　Midecamycin (유유 미오카마이신 정, 건조시럽, 유유)

■ 테트라싸이클린계 (Tetracyclines)
◈ Tetracyclines
　　Doxycycline (바이브라마이신-엔 정, 화이자)
　　Minocycline (미노씬 캡슐, 에스케이케미칼)

Tetracycline (테라싸이클린 캡슐, 종근당)

◈ Glycylcyclines
Tigaciline (타이가실 주, 화이자)

■ 클로람페니콜계 (Chloramphenicols)
Thiamphenicol (올파마이신 캡슐, 한올)

■ 글리코펩타이드계 (Glycopeptides)
Vancomycin (동아 반코마이신염산염 주, 동아에스티)
Teicoplanin (타고시드 주, 사노피아벤티스)

■ 린코사마이드계 (Lincosamides)
Clindamycin (홀그램 캡슐, 주, 삼진)
Lincomycin (유유 린코신 캡슐, 주, 유유)

■ 옥사졸리디논계 (Oxazolidinones)
Linezolid (자이복스 정, 주, 화이자)
Tedizolid (시벡스트로 정, 동아에스티)

■ 기 타
Colistin sodium methanesulfonate (콜리스 주, 삼천당) :
colistimethanate sodium methaesulfate
Fosfomycin (모누롤 산, 팜비오 / 보령 이소라마이신 주, 보령)
Fusidate sodium (후시딘 정, 동화)
Rifaximin (노르믹스 정, 한올)
Spectinomycin (신풍 스펙티노마이신 주, 신풍)
Taurolidine (삼진 타우로린 주, 삼진)
로도질 정(사노피아벤티스, metronidazole + spiramycin)

설파제 Sulfonamides : 정균제
셉트린 정, 시럽 (삼일, sulfamethoxazole + trimethoprim)

항진균제 Antifungals
■ Azole계 (Ergosterol 합성저해제, Ergosterol synthesis inhibitors)
◈ Allylamine
Terbinafine (라미실 정, 노바티스)

◈ Triazole
    Itraconazole (스포라녹스 캡슐, 주, 얀센)
    Fluconazole (디푸루칸 캡슐, 정주, 화이자)
    Posaconazole micronized (녹사필 장용정, 현탁액, 엠에스
      디)
    Voriconazole (브이펜드 정, 주, 화이자)

■ Polyene계 (Ergosterol과 결합)
    Amphotericin B (훈기존 주, 비엠에스)
    Amphotericin B liposomal (암비솜 주, 유한)
    Nystatin (타로니스타틴 시럽, 명문)

■ Echinocandin계 (베타-글루칸 합성화제 저해제, β-glucan
synthase inhibitors) inhibitors
    Anidulafungin (에락시스 주, 화이자)
    Caspofungin (칸시다스 주, 엠에스디)
    Micafungin (마이카민 주, 아스텔라스)

항결핵제 Antituberculosis agents
■ 핵산 저해제 (Nucleic acid inhibitors)
    Calcium p-aminosalicylate (씨엠지 파스칼슘 과립, 씨엠지)
    Rifabutin (마이코부틴 캡슐, 유유)
    Rifampicin (리팜핀 정, 캡슐, 유한)

■ 세포 외피 항생제 (Cell envelope antibiotics)
◈ Peptidoglycan layer
    Cycloserine (크로세린 캡슐, 동아에스티)

◈ Arabinogalactan layer
    Ethambutol (마이암부톨 제피정, 유한)

◈ Mycolic acid layer
    Isonicotic acid hydrazide (Isoniazid, 유한짓 정, 유한)
    Prothionamide (구주 프로치온아미드 정, 구주)

◈ 기 타
    Pyrazinamide (유한 피라진아미드 정, 유한)

◈ Active multi-drug resistant tuberoculosis (MDR-TB)
    Delamanid (델티바 정, 오츠카)
    Bedaquiline (서튜러 정, 얀센)

항말라리아제 Antimalarials
    Chlorquine (말라클로 정, 신풍)
    Hydroxychloroquine (할록신 정, 한림)
    Mefloquine (라리암 정, 로슈)
    Primaquine (말라프리 정, 신풍)
    Pyrimethamine (다라프림 정, 희귀의약품센터)
    말라론 정 (글락소스미스클라인, atovauone + proguanil)
    피라맥스 정 (신풍, artesunate + pyronaridine)

항원충제 Antiprotozoals
    Metronidazole (씨제이 후라시닐 정, 씨제이헬스케어)
    Ornidazole (토미졸 주, 아주)
    Pentamidine isothionate (디비엘 펜타미딘이소티오네이트
    주, 호스피라)
    Tinidazole (파소질 정, 영풍)

구충제 Anthelmintics
    Albendazole (젠텔 정, 유한)
    Flubendazole (젤콤 정, 현탁액, 종근당)
    Praziquantel (디스토시드 정, 신풍)

항나병제 Antileprotics
    Clofazimine (라프렌 연질캡슐, 태준)
    Dapsone (태극 답손 정, 태극)

항바이러스제 Antivirals
■ Human immunodeficiency virus (HIV)
◈ Reverse transcriptase inhibitors (RTIs)
  • Nucleoside & nucleotide (NRTI) nucleotide (NRTI)
    Abacavir (지아겐 정, 글락소스미스클라인)
    Didanosine (바이덱스이씨 서방캡슐, 비엠에스)
    Zidovudine (아지도민 캡슐, 에이프로젠)

- Non-nucleoside reverse transcriptase inhibitors (NNRTIs)
  - Efavirenz (스토크린 정, 엠에스디)
  - Rilpivirine (에듀란트 정, 얀센)

◈ Protease inhibitors (PIs)
  - Atazanavir (레야타즈 캡슐, 비엠에스)
  - Darunavir (프레지스타 정, 얀센)
  - Indinavir (크릭시반 캡슐, 엠에스디)
  - Ritonavir (노비르 정 연질캡슐, 애보트)

◈ Integrase inhibitor
  - Raltegravir (이센트레스 정, 비엠에스)

◈ 복합제제
  - 스트리빌드 정 (길리어드, tenofovir disoproxil fumarate + emtricitabine + alvitegravir +cobicistat)
  - 젠보야 정 (길리어드, tenofovir alafenamide + emtricitabine + alvitegravir +cobicistat)
  - 칼레트라 정 (애보트, lopinavir + ritonavir)
  - 컴비비어 정 (글락소스미스클라인, lamivudine + zidovudine)
  - 프레즈코빅스 정 (얀센, darunavir + cobicistat)
  - 투루바다 정 (유한, tenofovir disoproxil fumarate + emtricitabine)

■ Herpes virus
  - Acyclovir (조비락스 정, 주, 동아에스티)
  - Famciclor (팜비어 정, 노바티스)
  - Inosiplex (푸리노신 정, 시럽, 종근당)
  - Valaciclovir (발트렉스 정, 동아에스티)

■ Cytomegalo virus (CMV)
  - Ganciclovir (싸이메빈 정주, 종근당)
  - Valganciclovir (발싸이트 정, 종근당)

■ Influenza virus
◈ Neuraminidase inhibitors (NIs)

Peramivir (페라미플루 주, 녹십자)
Oseltamivir (타미플루 정, 로슈)
Zanamivir (리렌자 로타디스크, 글락소스미스클라인)

◈ M2 단백 억제제
　　Amantadine(파킨트렐 캡슐, 레고켐 / 피케이멜즈 정, 인뮤
　　전 주, 한화)

15 항암제 및 관련약물

세포독성제 Cytotoxics

■ Direct DNA-interacting agents

◈ 알킬화제 (Alkylating agents)

- Nitrogen mustard

  Chlorambucil (류케란 정, 삼일)

  Cyclophosphamide (알키록산 정, 주, JW중외)

  Ifosfamide (홀록산 주, 부광)

  Melphalan (알케란 정, 삼일)

  Mesna (유로미텍산 주, 부광) : cyclophosphamide,
  ifosfamide 등에 의한 요로 독성 방지

- Nitrosoureas

  Bendamustine (심벤다 주, 에자이)

  Estramustine (에스트라시트 캡슐, 화이자)

  Lomustine (CCNU, 씨이엔유 캡슐, 보령)

- Triazine

  Altretamine (hexamethylmelamine, 헥살렌 캡슐, 명문) :
  triazine derivative

  Dacabazine (DTIC, 디티아이 주, 유나이티드) : imidazole
  carboxamide

  Temozolomide (테모달 캡슐, 엠에스디) : imidazotetrazine
  second-generation alkylating agent

- Alkylsulfonate

  Busulfan (미레란 정, 삼일)

- Ethyleneimine

  Thiotepa (테파디나 주, 희귀의약품센터) :
  TEPA(triethylenephosphoramide)

- 백금착화합물 (Platinium-containing) complex

  Carboplatin (카프란 주, 동아에스티)

  Cisplatin (중외 시스플라틴 주, JW중외)

  Oxaliplatin (엘록사틴 주, 사노피아벤티스)

◈ 항암성 항생물질 (Antitumor antibiotics)
- Streptomyces 계 cross-linking DNA (intercalation) 촉진제, Cell cycle nonspecific
    Bleomycin (브레오신 주, 동아에스티) : inhibits incorporation of thymidine into DNA strand
    Dactinomycin (actinomycin D, 닥티노마이신 주, 유나이티드)
    Mitomycin (미토마이신 씨 쿄와 주, 쿄와하코기린)

- Anthracyclines계 topoisomerase II 저해제, S-phase specific
    Daunorubicin (다우노브라스티나 주, 일동)
    Doxorubicin (adriamycin, 일동 아드리아마이신 알디에프, 피에프에스 주, 일동)
    Epirubicin (일동 파모루비신 알디에프 주, 일동)
    Idarubicin (자베도스 주, 화이자)
    Mitoxantrone (미트론 주, 이연)
    Dexrazoxane (카디옥산 주, 보령) : doxorubicin, epirubicin으로 인한 심장독성 방지

◈ 토포아이소머라제 저해제 (Topoisomerase inhibitors) S-phase specific
- Topoisomerase I ((Camptothecin)
    Belotecan (캄토벨 주, 종근당)
    Irinotecan (캠푸토 주, 보령)
    Topotecan (하이캄틴 경질캡슐, 주, 노바티스)

- Topoisomerase II (Epidopodophylotoxin)
    Etoposide (라스텟트 캡슐, 주, 동아에스티)
    Teniposide (부몬 주, 보령)

■ 항대사제 (Antimetabolites) Cell cycle specific (CCS)
◈ 엽산 길항제
    Methotrexate (유한 메토트렉세이트 정, 주, 유한)
    Pemetrexed (알림타 주, 릴리)
    Leucovorin (calcium folinate. 페르본 정, 주, 삼진) : 엽산 대사길항제의 독성 경감

◈ Purine 길항제
  Azathioprine (이뮤란 정, 삼일)
  Cladribine (류스타틴 주, 얀센)
  Clofarabine (에볼트라 주, 젠자임) : 급성 림프성 백혈병
    (ALL)
  Fludarabine (플루다라 정, 주, 사노피아벤티스)
  Pentostatin (니펜트 주, 호스피라)
  Mercaptopurine (푸리네톤 정, 유나이티드)

◈ Pyrimidine 길항제
  Azacitidine (비다자 주, 세엘진)
  Capecitabine (젤로다 정, 로슈)
  Cytarabine (싸이토사-유 주, 화이자)
  Decitabine (다코젠 주, 얀센)
  Doxifluridine (보령 독시플루리딘 캡슐, 보령)
  Enocitabine (에노론 주, 이연)
  5-Fluorouracil (중외 5-에프유 주, JW중외)
  Gemcitabine (젬자 주, 릴리)
  유에프티 캡슐, 유에프티-이 분말 (제일, tegafur + uracil)
  티에스원 캡슐 (제일, gemeracil + oteracil + tegafur)

◈ Deoxynucleotide 길항제
  Hydroxyurea (하이드린 캡슐, 유나이티드)

■ 이중분열 억제제 (Mitotic inhibitors) 또는 미세소관 저해제
  (Microtubule inhibitors) 또는 M phase specific
◈ Taxaceae 생약추출물
  Paclitaxel (탁솔 주, 비엠에스)
  Docetaxel (탁소텔 주, 사노피아벤티스)

◈ Vinca alkaloids
  Vinblastine (벨바스틴 주, 유나이티드)
  Vincristine (화이자 빈크리스틴황산염 주, 화이자)
  Vinorelbine (나벨빈 주, 부광)

  • Fully synthetic macrocyclic ketone analog
    Eribulin (할라벤 주, 에자이)

■ Enzymes
- L-Asparaginase (colaspase, 로이나제 주, 코아하코기린)

■ Steroidogenesis inhibitor (Corticosteroid receptor antagonist)
- Mitotane (리소드렌 정, 희귀의약품센터)

■ Inorganic compound
- Arsenic trioxide (ATO, 트리세녹스 주, 비엘엔에이치) : 불응성 또는 재발성 급성전골수성백혈병

■ Retinoids
- Tretinoin (베사노이드 연질캡슐, 메디팁) : 급성전골수성백혈병

호르몬제 Hormones

◈ Selective estrogen receptor degrader
- Fulvestrant (파슬로덱스 주, 아스트라제네카)

◈ 선택적 에스트로젠 수용체 조절제 (Selective estrogen receptor modulators, SERMs)
- Tamoxifen (놀바덱스/-디 정, 아스트라제네카)
- Toremifene (화레스톤 정, 동아에스티)

◈ Aromatase inhibitors
- Anastrozole (아리미덱스 정, 아스트라제네카) : 3세대 비스테로이드계
- Exemestane (아로마신 정, 화이자) : 스테로이드계
- Letrozole (페마라 정, 노바티스) : 3세대 비스테로이드계

◈ Progestins
- Medroxyprogesterone (피루탈 정, 화이자)
- Megestrol (메게이스 현탁액, 보령) : 암 또는 AIDS의 식욕부진, 악액질 등

◈ Antiandrogens : 전립선암 치료
- 스테로이드성 항안드로젠제
  - Abiraterone (자이티가 정, 얀센)
  - Cyproterone (안드로쿨 정, 바이엘)

- 비스테로이드성 항안드로젠제
  - Bicalutamide (카소덱스 정, 아스트라제네카)
  - Enzalutamide (엑스탄디 연질캡슐, 아스텔라스)

- 성선자극홀몬방출홀몬 길항제 (GnRH antagonists)
  - Degarelix (퍼마곤 주, 페링)

◈ GnRH antagonists (성선자극방출 홀몬 유사체) : 전립선암, 유방암 치료
- Buserelin (슈퍼팍트 주, 사노피아벤티스)
- Goserelin (졸라덱스 데포, 엘에이 데포 주, 아스트라제네카)
- Leuprolide (루피어 데포 주, 대웅)
- Leuprorelin (루크린 데포 주, 피디에스 주, 애브비)
- Triptorelin acetate (데카펩틸-데포 주, 페링)
- Triptorelin pamoate (디페렐린 피알 주, 입센)

면역중재제 Immunomodulatory Drugs (IMiDs)

■ Anti-angiogenesis
- Lenalidomide (레블리미드 캡슐, 세엘진) : 다발성 골수종
- Pomalidomide (포말리스트 캡슐, 세엘진) : 다발성 골수종
- Thalidomide (세엘진 탈리도마이드 캡슐, 세엘진) : 다발성 골수종 등

■ Recombinant intereukin II
- Aldesleukin (프로류킨 주, 협진) : 전이성 신장세포암

■ 인터페론 Interferons
- Interferon alpha -2a (로페론-에이 프리필드 주, 로슈)
- Interferon alpha -2b (인트론에이 멀티도즈펜, 엠에스디)

면역치료 Immunotherapy

- BCG strain (온코타이스 주, 엠에스디) : 방광 요로상피내암
- Autologous dendritic cell (크레아박스 알씨시 주, 제이더불 유크레아젠) : 전이성 신세포암
- Lyophilized thymus (치무스 에이엠 정, 주, 우양) : 백혈구 감소증

표적치료제 참조

소분자 표적치료제 Small Molecule Targeted Agents
표적치료제 참조

면역항암제 Immune Checkpoint Inhibitors
Nivolumab (옵디보 주, 오노)

Pembrolizumab (키트루다 주, 엠에스디)

기 타

◆ Phosphodiestearse inhibitor (혈소판 성숙 억제)

Anagrelide (아그릴린 캡슐, 유한) : 골수증식성질환에 의한 혈소판 증가증 증상 개선

◆ Polysaccharides

Lentinan (아지노모토 렌티난 주, 팜비오)

Polysaccharide-K (코포랑 캡슐, 과립, 광동)

Polysaccharide phellinus linteus (메시마 캡슐, 엑스, 엑스산, 한국신약)

◆ Anthelminthic immune modulator

Levamisole (광동 레바미솔 정, 광동) : 결장암 보조요법

조혈모세포이식 (Hematopoietic Stem Cell Transplantation, HSCT) 관련

◆ 혈관이완, 혈소판응집억제작용 증가, tPA 기능증가, plasminogen activator inhibitor 1(PAI-1) 감소

Defibrotide sodium (데피텔리오 주, 한독) : 조혈모세포이식 후 중증 간정맥폐쇄병(VOD)의 치료(항응고제)

◆ Selective reversible antagonist of CXCR4 chemokine receptor

Plerixafor (모조빌 주, 사노피아벤티스) : 조혈모세포 가동 증진

재조합 인간 콜로닌촉진인자 Recombinant Human Colony Stimulating factors (G-CSF)

Filgrastim (그라신 주, 제일 / 류코스팀 주, 프리필드 주, 동아에스티)

Lenograstim (뉴트로진 주, JW중외)

Lipegfilgrastim (롱퀵스 프리필드 주, 테바)

Pegfilgrastim (뉴라스타 프리필드 주, 교와하코기린)

Pegteograstim (뉴라펙 프리필드 주, 녹십자)

Recombinant human granulocyte colony stimulating factor, 류코카인 주, 씨제이헬스케어)

Tripegfilgrastim (듀라스틴 주, 동아에스티)

16 통증관련약물

통증관련약물 16

진통해열제 Analgesics and Antipyretics

■ 아세트아미노펜계 (Acetaminophen)

◆ Acetaminophen

Acetaminophen (타이레놀 정, 얀센)
Propacetamol (데노간 주, 영진)

◆ Acetaminophen 복합제제

게보린 정 (삼진, acetaminophen + caffeine +
isopropylantipyrin)
우먼스타이레놀 정 (얀센, acetaminophen + parabrom)
쿠울펜 정 (대웅, acetaminophen + methionine)
복합써스펜 좌약 (한미, acetaminophen + methionine)
울트라셋 정 (얀센, acetaminophen + tramadol)

◆ 기 타

Acetylcystein (뮤코미스트 액, 보령 / 뮤테란 캡슐, 주, 한
화) : 아세트아미노펜 중독의 해독 등

■ 살리실레이트계 (Salicylates)

◆ Acetylsalicylic acid

Aspirin (바이엘아스피린 정, 바이엘)

◆ 기 타

Salsalate (디살 정, 유니메드)

■ 비스테로이드성 항염제 (Nonsteroidal antiiflammatory drugs, NSAIDs)

◆ Fenamic acid(anthranilic acid)

Flufenamic acid (페록살 캡슐, 마더스)
Mefenamic acid (폰탈 캡슐, 유한)
Morniflumate (모니플루 정, 코오롱)
Talniflumate (소말겐 정, 근화)

◆ Acetic acid

Aceclofenac (에어탈 정, 대웅)
Acemetacin (세타신 캡슐, 휴텍스)
Diclofenac sod. (디페인 정, 주, 동광)
Diclofenac β-dimehtyl aminoethanol (디크놀 주, 명문)
Indomethacin (인도메타 캡슐, 피엠지)
Sulindac (크리돌 정, 건일)
아스로텍 정 (화이자, diclofenac + misoprostol)

◈ Pyranocarboxylic acid
Etodolac (로딘 정, 캡슐, 서방정, 건일)
Ketorolac tromethamine (케토라신 정, 케토락 주, 한미)

◈ Propionic acid
Dexibuprofen (애니펜 정, 시럽, 안국)
Dexketoprofen trometamol (케랄 정, 주, 메나리니)
Fenoprofen (페노프론 정, 캡슐, 대웅)
Flubiprofen (후로벤 정, 삼일)
Ibuprofen (부루펜 정, 시럽, 삼일, 칼도롤 주, 비디팜)
Naproxen (낙센 에프 정, 종근당)
Naproxen sod. (아나프록스 정, 캡슐, 종근당)
Naproxen LLE (낙센 에프 서방정, 종근당)
Oxaprozin (옥진 정, 일화)
Loxoprofen (동화 록소닌 정, 동화)
Pelubiprofen (펠루비 정, 서방정, 대원)
Pranoprofen (파노스펜 시럽, 일동)
Tiaprofenic acid (썰감 정, 주, 서방정, 사노피아벤티스)
Zaltoprofen (솔레톤 정, 씨제이헬스케어)
낙소졸 정 (한미, naproxen + esomeprazole)
케롤 에프 정 (일동, ibuprofen + arginine)

◈ Oxicams
Lornoxicam (제포 정, 현대)
Meloxicam (모빅 캡슐, 삼일)
Piroxicam (필로젠 정, 콜마 / 로시덴 주, 신풍)
Piroxicam beta cyclodextrin (브렉신 정, 코오롱)
Tenoxicam (넥스팜 테녹시캄 정, 넥스팜)

◈ COX-2저해제 (cyclooxygenase-2 inhibitor)
　　　Celecoxib (쎄레브렉스 캡슐, 화이자)
　　　Etoricoxib (알콕시아 정, 엠에스디)
　　　Polmacoxib (아셀렉스 캡슐, 동아에스티)

◈ Non-acidic(Naphthylalkanones, ketones)
　　　Nabumetone (렐라펜 정, 한독)

◈ 기 타
　　　Clonixin (바로론 정, 한독)
　　　Nimesulide (메수리드 정, JW중외)

■ 중추 작용성 합성진통제 (Centrally acting synthetic analgesic)
◈ Mu-opioid receptor (MOR) agonist and a norepinephrine reuptake inhibitor (NRI)
　　　Tapentadol (뉴신타 서방정, 얀센)
　　　Tramadol (트리돌 캡슐, 서방정, 주사, 유한)
　　　울트라셋 정 (얀센, acetaminophen + tramadol)

외용진통소염제 Topical Analgesics & Antiinflammatories
■ 비스테로이드성항염제 (NSAIDs)
◈ 플라스타 Plasta 첩부제
　　　Diclofenac diethylammonium (류마스탑 플라스타, 한독)
　　　Ketoprofen (케펜텍 엘 플라스타, 제일)
　　　Felbinac (통에존 플라스타, 현대)
　　　Flurbiprofen (노펜 첩부제, JW중외)

◈ 카타플라스마 Cataplasma
　　　Felbinac (안티푸라민 쿨 카타플라스마, 유한)
　　　Flurbiprofen (비펜 카타플라스마, 녹십자)
　　　Loxoprofen (록소나 카타플라스마, 대화)

◈ 패취제
　　　Piroxicam (트라스트 패취, 에스케이케미칼)

◈ 외용제
    Diclofenac diethylammonium (볼타렌 에멀겔, 글락소스미
      스클라인)
    Indomethacin (바이겔 크림, 초당)

■ Substance P 방출유도제
    Capsaicin (다이펜탈 크림, 다이악센 크림, 다림바이오텍)

■ 국소마취제 (Local anesthesia)
    Lidocain (리도탑 카타플라스마, 에스케이케미칼)

■ 기타 복합제제
◈ 플라스타
    신신파스 (신신, capsium tinc & powder + methyl
      salicylate)

◈ 카타플라스마
    녹십자 제놀 카타플라스마 (녹십자, diphenhydramine +
      methyl salicylate + camphor + menthol + thymol)
    녹십자 제놀마일드핫트 카타플라스마 (녹십자,
      diphenhydramine + methyl salicylate + camphor +
      menthol + thymol + nonylvanilamide)
    녹십자 제놀찜 카타플라스마 (녹십자, gardeniae fructus
      ext + phellodendri cortex ext + methyl salicylate +
      camphor + menthol + thymol + tocopheryl acetate)
    제놀쿨 카타플라스마 (녹십자, diphenhydramine + methyl
      salicylate + camphor + menthol + thymol)

◈ 외용제
    바이겔 이 크림 (초당, indomethacin + tocopherol +
      menthol)
    안티푸라민 연고 (유한, methyl salicylate + camphor +
      menthol)
    에어신신파스 (신신, diphenhydramine + methyl
      salicylate + glycol salicylate + camphor + menthol +
      thymol)
    타벡스 겔 (부광, aescin + diethylamine salicylate)

마약성진통제 (Narcotic Analgesics)

■ Natural opiates

      Codeine phosphate (구주 인산코데인 정, 구주)

      Morphine HCl (명문 모르핀염산염수화물 주, 명문)

      Morphine sulfate (비씨 모르핀황산염수화물 주, 비씨월드)

■ Semi-synthetic opioids

◆ Morphine derivatives

      Buprenorphine (노스판 패취, 먼디파마)

      Hydromorphone (딜리드 정, 주, 하나 / 저니스타 서방정, 얀센)

◆ Codeine derivatives

      Dihydrocodeine (디코데 서방정, 하나)

      Oxycodone (아이알코돈 정, / 옥시콘틴 서방정, 먼디파마)

■ Synthetic narcotics

◆ 4-Phenylpiperidines

      Pethidine (대원 염산페치딘 주, 대원)

◆ Anilidopiperidines

      Fentanyl (듀로제식 디트랜스, 얀센 / 인스타닐 나잘 스프레이, 대웅)

      Fentanyl citrate (액틱 구강정, 현대 / 앱스트랄 서방정, 메나리니 / 구연산펜타닐 주, 명문)

■ Mixed agonist-antagonists

◆ Semi-synthetic

      Nalbuphine (날페인 주, 명문)

◆ Synthetic

  • Benzomorphans

      Pentazocine (펜탈 정, 대원 / 지메곤 주, 삼성)

  • Morphinans

      Butorphanol (부놀 주, 한림)

- **Opiod receptor antagonists (Antidote)**
  - Naloxone (삼진 날록손염산염 주사, 삼진)
  - Naltrexone (트락손 정, 명인)

- **복합제제**
  - 마이폴 캡슐 (성원애드콕, codeine + ibuprofen)
  - 타진 서방정 (먼다파마, oxycodone + naloxone)
  - 하이코돈 정 (비씨월드, hydrocodone + acetaminophen)

- **국소마취제**
  - Levobupivacaine (카이로케인 주, 애브비)
  - Lidocaine (대한 리도카인염산염수화물 주, 대한)
  - 마네신 크림 (prilocaine + lidocaine, 티디에스팜)

기타 통증관련약물
  Caffeine sod. benzoate (라니카페 주, JW중외) : 척추천자
  에 의한 두통

17 면역관련약물

면역억제제 | Immunosupressants

- **Intracellular base**
◈ Antimetabolites
  - 엽산길항제
    Methotrexate (유한 메토트렉세이트 정, 주, 유한)

  - Purine 길항제
    Azathioprine (이뮤란 정, 삼일)
    Mycophenolate sod. (마이폴틱 장용정, 노바티스)
    Mycophenolate mofetil (셀셉트 캡슐, 현탁용분말, 로슈)
    Mizoribine (브레디닌 정, 종근당)

  - Pyrimidine 길항제
    Leflunomide (아라바 정, 사노피아벤티스)

◈ 칼시뉴린 억제제 (Calcineurin inhibitors) CNIs
  Microemulsion cyclosporin (산디문 뉴오랄 내복액, 뉴오랄 연질캡슐, 주, 노바티스)
  Tacrolimus (프로그랍 연질캡슐, 주, 아드바그랍 서방캡슐, 아스텔라스)

◈ mTOR (mammalian Target Of Rapamycin)
  Everolimus (아피니토 정, 써티간 정, 노바티스)
  Sirolimus (라파뮨 정, 아스텔라스)
  Temsirolimus (토리셀 주, 화이자)

- **Extraxellular base**
◈ Serum target (Non-cellular) mAB
  - IL-2 receptor/CD25
    Basiliximab (씨뮬렉트 주, 노바티스)
    Daclizumab (제나팍스 주, 로슈)

  - CD20
    Rituximab (맙테라 주, 로슈)

◈ pAB (polyclonal AB)

  ATG (Anti-thymocyte globulin, 치모글로부린 주, 사노피
  아벤티스) : 신장, 심장 이식 거부반응

면역결핍 치료

  IgM enriched human immunoglobulin (펜타글로빈 주, 적
  십자사)

  Human immunoglobulin (감마-글로불린 주, 녹십자)

  Human immunoglobulin G (아이비-글로불린 에스 주, 녹
  십자)

  Thymonodulin (디펜돌 캡슐, 오스틴)

  Thymopentin acetate hydrate (벡틴 주, 청계)

  Thymosin alfa (자닥신 주, 파마리서치)

18 표적치료제

■ 항암제

◈ HER 2 (Human epidermal growth factor receptor 2 protein) 억제제
    Trastuzumab (허셉틴 주, 로슈) : 유방암, 위암 등
    Pertuzumab (퍼제타 주, 로슈) : 유방암 등
    Trastuzumab−emtansine (캐싸일라 주, 로슈) : 유방암

◈ EGFR (HER 1) 억제제
    Cetuximab (얼비툭스 주, 머크) : 직결장암 등

◈ VEGF (Vascular endothelial growth factor) 억제제
    Bevacizumab (아바스틴 주, 로슈) : 직결장암, 유방암, 비소
    세포암 등

◈ VEGF 2 억제제
    Ramucirumab (사이람자 주, 릴리) : 위 또는 위식도 접합부
    선암

◈ PDGFR−α (Platelet derived growh factor receptor) 억제제
    Olaratumab (라트루보 주, 릴리) : 연조직 육종

◈ CD (Cluster of differentiation) 20 억제제
    Rituximab (맙테라 주, 로슈) : 림프종, 만성림프구성백혈병,
    류마티스관절염 등
    Ibritumomab tiuxetan (제바린 키트 주, 먼디파마) : 비호지
    킨림프종

◈ CD 30 억제제
    Brentuximab−vedotin (애드세트리스 주, 다케다) : 호지킨
    림프종

◈ CD 3 (T cell receptor) 억제제
    Blinatumomab (블린사이토 주, 암젠) : 급성림프모구성백혈
    병

◈ RANKL (Receptor activator of nuclear factor kappa B ligand) 억제제

    Denosumab 60mg (프롤리아 주, 글락소스미스클라인) : 골다공증

    Denosumab 120mg (엑스지바 주, 글락소미스클라인) : 고형암의 골전이 환자에서 골격계 증상 발생 위험 감소

◈ CTLA-4 (Cytotoxic T- lymphocyte-associated antigen-4, CD152) 억제제

    Ipilimumab (여보이 주, 비엠에스) : 흑색종

◈ PD-1 (Programmed cell death-1) 억제제, 면역항암제

    Nivolumab (옵디보 주, 오노) : 흑색종, 비소세포폐암

    Pembrolizumab (키트루다 주, 엠에스디) : 흑색종

◈ SLAMF7 억제제

    Elotuzumab (엠플리시티 주, 비엠에스) : 다발골수종

■ 면역조절제

◈ TNF-α 억제제

    Adalimumab (휴미라 주, 애보트) : 류마티스관절염 등

    Etanercept (엔브렐 주, 화이자) : 류마티스관절염 등

    Golimumab (심퍼니 주, 얀센) : 류마티스관절염 등

    Infliximab (레미케이드 주, 얀센) : 류마티스관절염 등

◈ IL-6 억제제

    Tocilizumab (악템라 주, JW중외) : 류마티스관절염 등

◈ CTLA-4 억제제

    Abatacept (오렌시아 주, 비엠에스) : 류마티스관절염

◈ IL-1 β 억제제

    Canakinumab (일라리스 주, 노바티스) : 크리오피린 관련 주기적 증후군 등

◈ IL-12/IL-23 억제제

    Ustekinumab (스텔라라 주, 얀센) : 판상 건선 등

◈ IL-17A 억제제
　　Secukinumab (코센틱스 주, 노바티스) : 판상 건선

◈ IL-2 억제제
　　Basiliximab (씨뮬렉트 주, 노바티스) : 장기이식 거부반응

◈ Blys (B-lymphocyte stimulator), BAFF) 억제제
　　Belimumab (벤리스타 주, 글락소스미스클라인) : 전신홍반
　　성루프스

◈ Integrin 억제제
　　Vedolizumab (킨텔레스 주, 다케다) : 염증성 장질환

■ 기 타
◈ IgE 억제제
　　Omalizumab (졸레어 주, 노바티스) : 알레르기성 천식

◈ IL-5 억제제
　　Mepolizumab (누칼라 주, 글락소스미스클라인) : 호산구성 천식

◈ VEGF 억제제
　• VEGF-1
　　Ranibizumab (루센티스 주, 노바티스) : 황반변성 등

　• VEGF-1, 2
　　Aflibercept (아일리아 주, 바이엘) : 황반변성 등

◈ Receptor GpⅡb/Ⅲa 억제제
　　Abciximab (리오프로 주, 릴리) : PTCA 시술중 허혈성 심합
　　병증 예방 등

◈ RSV (Respiratory syncytial virus) 억제제
　　Palivizumab (시나지스 주, 애브비) : RSV에 의한 하기도질
　　환 예방

◈ Complement C5α 억제제
　　Eculizumab (솔리리스 주, 한독) : 발작성야간혈색소뇨증 등

◈ Integrin-α4 억제제

    Natalizumab (티사브리 주, 유씨비) : 다발성 경화증

◈ CD 52 억제제

    Alemtuzumab (렘트라다 주, 젠자임) : 다발성 경화증

◈ Dabigatran 역전제

    Idarucizumab (프락스바인드 주, 베링거인겔하임) : 프라닥사 역전제

소분자 표적치료제 Small Molecule Targeted Agents, -nib 치은염, 구내염치료제

■ Sinle-targeted tyrosine kinase inhibitors

◈ BCR-ABL 억제제

    Imatinib (글리벡 필름코팅정, 노바티스) : 만성골수성백혈병
    Nilotinib (타시그나 캡슐, 노바티스) : 만성골수성백혈병
    Radotinib (슈펙트 캡슐, 대웅 / 일양) : 만성골수성백혈병

◈ EGFR 억제제

    Geftinib (이레사 정, 아스트라제네카) : 비소세포폐암
    Erlotinib (타쎄바 정, 로슈) : 비소세포폐암 등
    Afatinib (지오트립 정, 베링거인겔하임) : 비소세포폐암
    Olmutinib (올리타 정, 한미) : 비소세포폐암
    Osimertinib (타그리소 정, 아스트라제네카) : 비소세포폐암

◈ ALK (Anaplastic lymphoma kinase) 억제제

    Alectinib (알레센자 캡슐, 로슈) : 비소세포폐암 등
    Ceritinib (자이카디아 캡슐, 노바티스) : 비소세포폐암

◈ EGFR (Erb 1, 2) 억제제

    Lapatinib (타이커브 정, 노바티스) : 유방암 등

◈ JAK (Janus kinase) 억제제

    Tofacitinib (젤잔즈 정, 화이자) : 류마티스관절염
    Ruxolitinib (자카비 정, 노바티스) : 골수섬유화증 등

◈ MEK1 and/or MEK2 억제제
   Trametinib (멕키니스트 캡슐, 노바티스) : 흑색종

◈ BRAF 억제제
   Dabrafenib (타핀라 캡슐, 그락소스미스클라인) : 흑색종
   Trametinib (매큐셀 정, 노바티스) : 흑색종

◈ Bruton's tyrosine kinase (BTK) 억제제
   Ibrutinib (임브루비카 캡슐, 얀센) : 외투세포림프종 등

■ Multi-targeted tyrosine kinase inhibitors
◈ BCR-ABL, SRC kinase 억제제
   Dasatinib (스프라이셀 정, 비엠에스) : 만성골수성백혈병 등

◈ BRAF serine-threonine kinase 억제제
   Vemurafenib (젤보라프 정, 로슈) : 흑색종

◈ Tyrosine kinase와 serine/threonine kinase 억제제
   Sorafenib (넥사바 정, 바이엘) : 신세포암 등

◈ VEGF 1, 2, 3 억제제
   Lenvatinib (렌비마 캡슐, 에자이) : 갑상선암

◈ VEGF, FGFR, PDGFR 억제제
   Nintedanib (오페브 연질캡슐, 에자이) : 특발성 폐섬유증

◈ VEGF(1, 2, 3), c-KIT, PDGFR 억제제
   Axitinib (인라이타 정, 화이자) : 신세포암

◈ EGFR, VEGF(2, 3), RET(rearranged during transfection),
   BRK(protein tyrosine linase 6), TIE2, EPH kinase receptor, Src
   kinase receptor 억제제
   Vandetanib (카프렐사 정, 젠자임) : 갑상선수질암

◈ PDGFR(α, β), VEGFR1 (1, 2, 3), KIT, FLT3, RET 억제제
   Sunitinib (수텐 캡슐, 화이자) : 위장관기저종양 등

◈ ALK kinase, ROS 1 억제제
　　　Crizotinib (잴코리 캡슐, 화이자) : 비소세포폐암

◈ VEGFR(1, 2), VEGFR-3, PDGFR(α, β), c-kit 억제제
　　　Pazopanib (보트리엔트 정, 노바티스) : 신세포암 등

◈ VEGFR 1-3, KIT, PDGFR(α, β), RET, FGFR, TIE2, DDR2, Trk2A, Eph2A, RAF-1, BRAF, SAPK2, PTK5, Abl 억제제
　　　Regorafenib (스티바가 정, 바이엘) : 직장결장암 등

■ 기 타
◈ mTOR (Mammalian target of rapamycin) 억제제
　　　Sirolimus (라파뮨 정, 아스텔라스) : 장기이식부반응
　　　Everolimus 0.5mg (써티칸 정, 노바티스) : 장기이식부반응
　　　Everolimus 5mg (아피니토 정, 노바티스) : 유방암, 신세포
　　　　암 등
　　　Temsirolimus (토리셀 주, 화이자) : 신세포암

◈ Proteasome 억제제
　　• 1st generation
　　　　Bortezomib (벨케이드 주, 얀센) : 다발골수종
　　　　Ixazomib (닌라로 캡슐, 다케다) : 다발골수종
　　• 2nd generation
　　　　Carfilzomib (키프롤리스 주, 암젠) : 다발성 골수종

◈ Histone Deacetylase 억제제
　　　Vorinostat (졸린자 캡슐, 엠에스디) : 피부 T 세포 림프종

◈ 사이클린 의존성 키나아제 (Cyclin-dependent kinase, CDK) 억제제
　　　Palbociclib (팔보시클립 캡슐, 화이자) : 유방암

◈ PARP (poly ADP ribose polymerase) 억제제
　　　Olaparib (린파자 캡슐, 아스트라제네카) : 난소암

19 효소제

■ **파브리병 (Fabry disease, α-galactosidase A 결핍증)**
 Agalsidase β (젠자임파브라자임 주, 젠자임)
 Agalsidase α (레프라갈 주, 샤이어파마)

■ **폼페병 (Pompe disease, 산성 α- glucosidase 결핍증)**
 Alglucosidase α (마이오자임 주, 젠자임)

■ **헐러(Hurler) 및 헐러 쉬에(Hurler-scheie) 환자**
 (Mucopolysaccharidosis type I, MPS I, 뮤코다당체침착증 I 형)
 Laronidase (젠자임 알두라자임 주, 젠자임)

■ **헌터증후군 (Hunter syndrome, mucopolysaccharidosis type II, MPS II)**
 Idursulfase (젠자임 엘라프라제 주, 젠자임)

■ **모르퀴오병 (Morquio disease, Mucopolysaccharidosis type IV, MPS IV)**
 Elosulfase (비미짐 주, 삼오) : MPS IVA
 Galsulfase (나글라자임 주, 삼오)

■ **타입 1 고셔병 (Gaucher disease type I)**
 Velaglucerase alfa (비프리브 주, 샤이어)

■ **비정형 페닐케톤뇨증 (Atypical phenylketonuria, PKU)**
 Sarpropterin dihydrochloride (쿠반 정, 희귀의약품센터)

■ **Uricase 활성**
 Rasburicase (패스터텍 주, 사노피아벤티스)

■ **요추간 디스크 탈출질환**
 Chymopapain (디스켄 주, 신풍)

■ **소염효소제**
 Semi-alkaline protease (아푸로제 캡슐, 동아에스티)

트리나제 정 (streptokinase + streptodornase, 국제)

■ 주사제 침투력 증가
Hyaluronidase (뷰티로 주, 광동)

20 해독제

■ **금연 보조**
Nicotine (니코틴엘 껌, 러젠스 트로키, TTS, 글락소스미스클라인)
Vareniciine (챔픽스 정, 화이자)

■ **엽산대사길항제의 독성 경감**
Calcium folinate (로빈 정, 주, 아주)
Leucovorin (cal. folinate. 페르본 정, 주, 삼진)

■ **Dabigatran의 항응고효과 긴급 역전**
Idarucizumab (프락스바인드 주, 베링거인겔하임)

■ **호모시스틴뇨증 해독**
Betaine hydrous (시스타단 산, 희귀의약품센터)

■ **Cyclophosphamide, ifosfamide 등에 의한 요로 독성 방지**
Mesna (유로미텍산 주, 부광)

■ **유기인제제, 살충제, 부교감신경흥분제 중독**
Atropine sulfate (대원 아트로핀 주, 대원)

■ **유기인제제 (Organophosphate pesticides) 중독**
Pralidoxime chloride (PAM, 파무 정, 에이 주, JW중외)

■ **벤조디아제핀의 중추진정작용 역전**
Flumazenil (아넥세이트 주, 종근당)

■ **급성 철분 중독**
Desferrioxamine mesylate (데스훼랄 주, 노바티스)

■ **요독증**
Spherical absorptive carbon (구형흡착단, 씨제이 크레메진 세립, 씨제이헬스케어)

■ **살무사 교상의 치료**
　　건조살무사독소 (dried antivenin agkistrodon halys, 코박
　　스 건조 살무사 항독소 주, 한국백신)

■ **알코올 의존성 치료 및 외인성 아편류 효과 차단**
　　Naltrexone (레비아 정, 제일)

■ **아편류에 의한 호흡억제 역전**
　　Naloxone (부광 날록손염산염 주, 부광)

■ **알콜의존성 환자 해독후 금주 유지**
　　Acamprosate (환인 아캄프로세이트 정, 환인)

■ **약물 및 알코올 중독**
　　Glutathione (타치온 주, 동아에스티)

■ **약물중독 보조**
　　교미노틴 주 (한스팜, ammonium glycyrrhizinate +
　　glycine + cysteine)

■ **윌슨병(구리 중독) 해독**
　　Zinc acetate (노벨진 캡슐, 현대)
　　Trientine HCl (메타라이트 캡슐, 희귀의약품센터) : 페니실
　　라민의 불내성인 경우
　　Zinc acetate (노벨진 캡슐, 현대)

■ **윌슨병, 납 또는 수은 중독**
　　Pecillamine (알타민 캡슐, 일동)

■ **납 중독**
　　Ededate calcium disodium (레드큐어 주, 제이텍바이오팜)

■ **로쿠로늄 또는 베쿠로늄에 의해 유도된 신경근 차단의 역전,**
　　Sugammadex sodium (브리디온 주, 엠에스디)

■ **고암모니아혈증, 고암모니아성 뇌증 부가요법**
    암모뉼 주 (글로벌데이몬파마, sodium phenylacetate,
    sodium benzoate)

■ **헤파린 과량투여시의 중화**
    Protamine sulfate (한림 프로타민황산염 주, 한림)

■ **시안 (Cyanide) 중독**
    시아나이드 안티도트 패키지 (희귀의약품센터, sodium
    nitrate + sodium thiosulfate + amyl nitrite)

■ **쿠마린 유도체(Warfarin)에 의한 항응고제 유도성 프로트롬빈 결핍증**
    Phytonadione (비타민케이1 주, 대한)

21 예방 백신

■ **결핵 (Tuberoculosis) BCG 약독화 생백신**

Freeze dried glutamate BCG (경피용 건조용 비씨지백신 주, 한국백신)

Mycobacterium bovis(B.C.G) Danish (피내용 건조용 비씨지백신 에스에스아이 주, 엑세스파마)

■ **간염 (Hepatitis) 백신**

◈ A형 간염 불활성화 백신

Hepatitis A antigen (박타 프리필드 주, 에스케이케미칼)

◈ B형 간염, B형 간염 유전자 재조합 백신 불활성화 백신

Human anti-hepatitis B imunoglobulin (헤파빅 주, 녹십자)

Purified hepatitis B surface antigen (헤파박스 진티에프 프리필드 시린지 주, 녹십자)

■ **백일해 디프테리아, 파상풍 (Pertusis, Diphteria, Tetanus) 백신**

◈ DTaP (흡착디프테리아, 파상풍톡소이드, 정제 백일해 혼합 불활성화 백신)

정제 피디티-코박스 주 (한국백신, diphteria toxoid + purified protective antigen B. pertussis + tetanus toxoid)

◈ DTaP-IPV (흡착디프테리아, 파상풍톡소이드, 정제 백일해 및 개량 폴리오 혼합 불활성화 백신)

테트락심 주 (사노피파스테르, diphteria toxoid + tetanus toxoid + B. pertussis toxoid + FHA + inactivated polio viruses)

◈ Td (흡착디프테리아, 파상풍톡소이드 혼합 불활성화 백신)

티디퓨어 주 (그락소스미스클라인, diphteria toxoid + tetanus toxoid)

◈ Tdap (흡착디프테리아, 파상풍톡소이드, 정제 백일해 혼합 불활성화 백신)

아다셀 주 (사노피파스테르, diphteria toxoid + tetanus
toxoid + B. pertussis toxoid + FHA)

■ **파상풍 (Tetanus) 백신**
Human anti-tetanus immunoglobulin (테타불린 에스엔
주, 에스케이플라즈마)

■ **폴리오 (Polio) 백신**
이모박스 폴리오 주 (사노피파스테르, inactivated polio
virus type I, II, III)

■ **헤모필루스 인플루엔자 B형 (Hemophillus influenza B) 백신**
Haemophilus influenzae type B oligosaccharide (박섬힙
주, 글락소스미스클라인)

■ **폐렴구균 (Streptococcus pneumoniae) 백신**
◈ 폐렴구균 10가 단백결합 백신
Purified polysaccharide from Streptococcus pneumoniae
(신플로릭스 주, 글락소스미스클라인)

◈ 폐렴구균 13가 단백결합 백신
Pneumococcus, purified polysaccharides antigen (프리베
나 주, 화이자)

◈ 폐렴구균 23가 단백결합 백신
Purified polysaccharide from Streptococcus pneumoniae
(뉴모-23 폐렴구균백신 주, 한독)

■ **홍역, 유행성이하선염(볼거리) 및 풍진 (Measles, Mumps and
Rubella) 백신**
엠엠알 II 주 (에스케이케미칼, attenuated live measle
virus + mumps virus + rubella virus)

■ **수두 (Chickenpox) 백신**
Attenuated live varicellar virus (수두박스 주, 녹십자)
Varicellar zoster human immunoglobulin (녹십자 수두사
람면역글로불린 주, 녹십자)

■ **대상포진 (Herpes zoster) 백신**

  Attenuated live varicellar virus (조스타박스 주, 엠에스디)

■ **일본뇌염 (Japanese encephalitis) 백신**
◈ 쥐 뇌조직 유래 불활성화 백신

  Inactivated Japanese encephalitis virus (녹십자 일본뇌염 백신 주, 녹십자)

◈ 베로세포 유래 불활성화 백신

  Inactivated cell-culture Japanese encephalitis virus (녹십자 세포배양일본뇌염백신 주, 녹십자)

◈ 햄스터 신장세포 유래 약독화 생백신

  Live attenuated Japanese encephalitis virus (씨티 제박스 주, 한국백신)

◈ 베로세포 유래 키메라 바이러스 생백신

  Live attenuated Japanese encephalitis virus (이모젭 주, 사노피파스테르)

■ **사람유두종바이러스 (Human papillomavirus) 백신**

  가다실 프리필드 시린지 (엠에스디, human papillomavirus type 6 등)
  가다실 9 프리필드 시린지 (엠에스디, human papillomavirus type 6 등)
  서바릭스 프리필드 시린지 (글락소스미스클라인, human papillomavirus type 16 등)

■ **인플루엔자 (Influenza) 백신**
◈ 3가 백신 (Trivalent)

  Purified inactive influenza virus antigen A (그린플루-에스 프리필드시린지 주, 녹십자)

  Purified inactive influenza virus antigen A (스카이셀플루 프리필드시린지 주, 에스케이케미칼)

◈ 4가백신 (Quadrivalent)
  • 유정란 배양

  Purified inactive influenza virus antigen A (지씨플루 쿼드리밸런트 프리필드시린지 주, 녹십자)

purified inactive influenza virus antigen A(플루아릭스 테트라 프리필드시린지 주, 글락소스미스클라인)

- 세포배양

    Purified inactive influenza virus antigen A (스카이셀플루4가 프리필드시린지 주, 에스케이케미칼,)

■ 장티푸스 (Typhoid fever) VI 다당 불활성화 백신

   Purified VI capsular polysaccharide of Salmonella typhi (지로티프 주, 보령바이오파마)

■ 신증후출혈열 (한타바이러스, Hemorrhagic fever with renal syndrome) 백신

   Inactivated hantaan virus solution (한타박스 주, 녹십자)

■ 로타바이러스 (Rotavirus) 백신

   Rotavirus, live attenuated (로타릭스 프리필드, 글락소스미스크라인)

■ 수막구균성 수막염 (Meningococcal meningitis) 4가 단백결합 백신

   Meningococcal polysaccharide C. diphtheriae conjugate vaccine (멘비오 주, 녹십자)

■ 공수병 (Rabies) 백신

   Freeze-dried rabies vaccine (베로랍 주, 희귀의약품센터)
   Human rabies immunoglobulin (캄랍 주, 희귀의약품센터)

■ 황열 (Yellow fever) 생백신

   Attenuated yellow fever live virus (스타마릴 주, 사노피파스테르)

■ 콜레라 (Cholera) 경구용 불활성화 백신

   듀코랄 액 (엑스파마, cholera inabae 등)

■ 두창 (Smallpox) 백신

   Vaccinia virus (씨제이 세포배양 건조두창백신 주, 씨제이헬스케어)

색인

● 성분명

대문자로 시작하는 경우 단일제제의 성분명이고 소문자로 시작하는 경우는 복합 제제에 함유된 성분명입니다.

[B]

[C]

성분명

제품명

[D]

성분명

제품명

145

[E]

[F]

성분명

제품명

[G]

[H]

【I】

[M]

성분명

제품명

157

[N]

[O]

[P]

성분명

제품명

[Q]

[R]

[S]

[T]

[U]

[V]

[W]

[X]

[Z]

성분명

제품명

[기타 1]

[기타 2]

● 제품명

[ㅁ]

[ㅅ]

[ㅇ]

[ㅈ]

제
품
명

[ㅊ]

【ㅌ】

[ㅍ]

[ㅎ]

성분명

제품명

포켓 의약품 인덱스

초판 1쇄 인쇄　2017년 12월 1일
초판 1쇄 발행　2017년 12월 8일

지 은 이　최 병 철
발 행 처　(주)동명북미디어 도서출판 정다와
주　　소　06565 서울시 서초구 동광로10길 2 덕원빌딩 3층
전　　화　02) 3481-6801
팩　　스　02) 3481-6805